Caro Sommer

Kleinkinder Kochbuch

Lecker, gesund und ausgewogen. Eine Ernährung, die Ihre Kleinkinder und Babys lieben werden.

Caro Sommer

Kochbuch für Kleinkinder

ISBN: 9781720228325
13-stellige ISBN:

INHALTSVERZEICHNIS

Kochbuch für Kleinkinder

Caro Sommer

EINLEITUNG

Der Alltag kann manchmal voller Stress sein. Manchmal weiß man als Elternteil gar nicht wo man mit dem Aufgabenberg anfangen soll. Zudem muss man sich noch Gedanken machen, was man seinen Liebsten zu Essen zubereitet. Dazu kommt auch noch, dass die eigenen Kinder ziemlich oft Ansprüche haben und zum Beispiel nicht wollen, dass es langweilig wird. Für dieses Problem haben wir nun endlich eine Lösung.

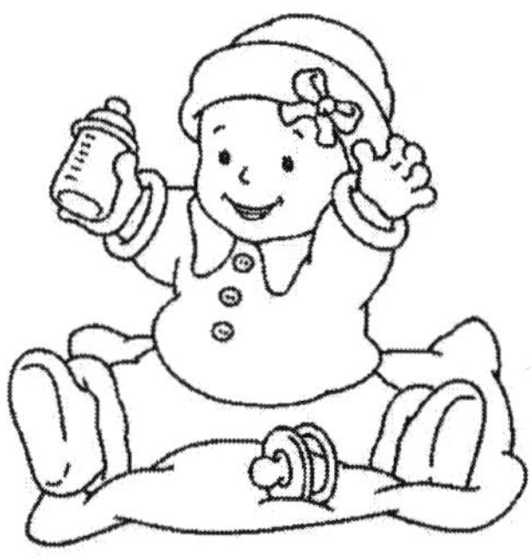

In diesem Buch bekommst Du das notwendige Wissen, um deinen Liebsten jeden Tag innerhalb von wenigen Minuten eine Mahlzeit zuzubereiten. Langeweile ist hier fehl am Platz! Wir haben bei der Auswahl unserer Rezepte ganz bewusst darauf geachtet, dass wir dir eine große Auswahl an vielfältigen Rezepten zur Verfügung stellen. Spätestens nach der vierten Spaghetti Bolognese in der Woche, können deine Liebsten ihr Lieblingsgericht auch nicht mehr wissen. Vielfalt und Abwechslung beim Kochen sollte deswegen niemals vergessen werden.

Neben der Vielfalt haben wir die Gesundheit nicht außer Acht gelassen. Lecker und gesund ernähren lässt es sich mit dem Rezeptbuch kinderleicht. Die meisten Rezepte sind innerhalb von 15 Minuten und versorgen deine Liebsten mit den wichtigsten Mineralien und Vitaminen. Mineralien und Vitamine sind nicht nur für das Immunsystem wichtig, sondern zum Beispiel auch für das Aufrechterhalten der Knochen. Gesund zu kochen wird mit diesem Buch in der Zukunft kein Problem mehr für dich sein.

DAS SIND DEINE VORTEILE

Keine Lust mehr dir ständig Gedanken ums Essen deiner Kinder zu machen? Dann hältst Du genau das richtige Buch in deinen Händen! Gesund und abwechslungsreich im Alltag zu kochen, kann als Elternteil eine große Herausforderung sein. Wenn man dann noch eine wichtige Position im Beruf hat, hat man einfach das Gefühl, dass einem die Zeit weg läuft. Mit diesem Buch musst Du dich ab sofort nicht mehr mit diesen Problemen herumschlagen.

Gesundheit und Vitalität wird in diesem Rezeptbuch groß geschrieben. Deswegen haben wir darauf geachtet, dass wir nur die besten der besten Zutaten für dich auswählen. Du willst immerhin auch, dass die Mahlzeiten deinen Kindern schmecken und gesund zugleich sind. Fast-Food werden deine Kinder mit diesen leckeren Speisen auf jeden Fall nicht mehr missen. Von den Vorspeisen bis hin zu den Desserts haben wir unseren Fokus immer auf Vielfalt gerichtet.

Dein großer Vorteil ist, dass Du dir mit diesem Buch ab

sofort keine Sorgen mehr um das Essen deiner Kinder machen muss. Ein gesunder Ernährungsplan für 1 gesamte Woche lässt sich mit diesen Rezepten auch ganz einfach herstellen. Deine Sorgen um gesundes und vielfältiges Essen für deine Liebsten gehören ab sofort der Vergangenheit an!

KLEINE NACHTEILE FÜR GROSSEN GENUSS

Übung macht bekanntlich den Meister. Wenn Du noch nicht allzu erfahren bist, wirst Du an einem Rezept einige Minuten länger arbeiten müssen. Das sollte dich, aber nicht vom Ausprobieren abhalten! In diesem Buch findest Du Küchen aus aller Welt wieder. Egal ob es der simple Kartoffelsalat, der frische Couscous-Salat oder das Wundertraum-Desser ist. Nimm dir zu Beginn ausreichend Zeit, um dich durch die verschiedenen Rezepte zu testen.

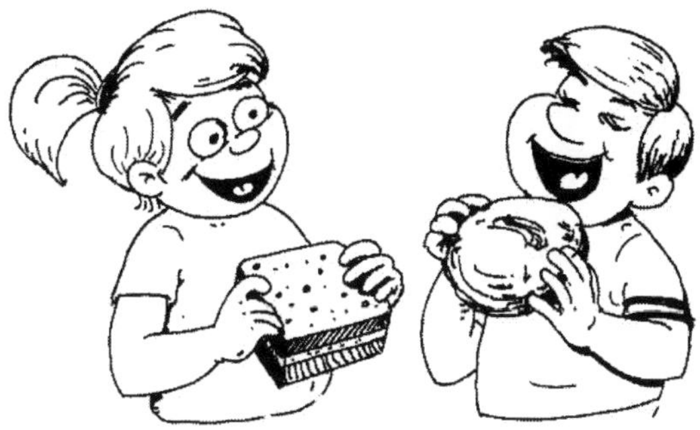

Ein Plan kann dir zudem helfen mehr Zeit einzusparen. Solltest Du in der Woche aus beruflichen Gründen zeitlich eingeschränkt sein, dann würde ich dir Meal Prepping empfehlen. So vermeidest Du es, dass ein Rezept auf Grund von Zeitmangel kaputt geht. Meal Prepping bedeutet übersetzt nichts anderes als Vorkochen. Indem Du deine Mahlzeiten vorkochst, musst Du dich nicht mehr jeden Tag in die Küche stellen.

Zum Vorkochen ist der Sonntag besonders gut geeignet. Innerhalb von wenigen Stunden kannst Du für die gesamte Woche vorkochen. 2 bis 3 Stunden reichen meistens aus. Du solltest vorher, aber reichlich einkaufen gehen. Es ist empfehlenswert einen großen Wocheneinkauf zu machen, um alle wichtigen Lebensmittel bei sich zu Hause zu haben. Wir haben dir immer eine große Palette an unterschiedlichen Rezepten zur Verfügung gestellt. Für jedes Rezept in den Supermarkt rennen zu müssen, kann ganz schön nervig sein.

DAS ERWARTET DICH

In diesem Buch erwartet dich der ultimative Kochspaß. Du darfst dich auf Rezepte aus den verschiedensten Orten der Welt gefasst machen. In diesem Rezeptbuch werden dich nicht nur bekannte Rezepte erwarten, sondern auch Gerichte von denen Du vielleicht nichts gehört hast. So hast Du nicht nur die Möglichkeit in die verschiedensten Küchen ein zu tauchen, sondern auch deine Liebsten.

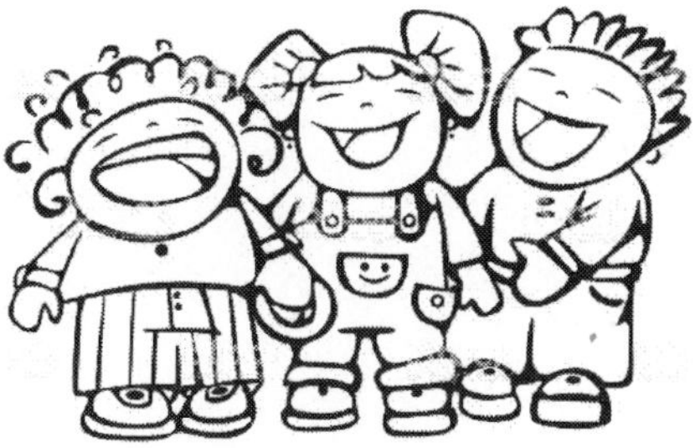

Nicht nur Allesesser werden mit diesem Rezeptbuch auf ihre Kosten kommen, sondern auch Veganer und Vegetarier. Zudem kann es aus gesundheitlichen Gründen vorteilhaft sein einen vegetarischen oder veganen Tag in der Woche einzubauen.

WIE IST DIESES BUCH AUFGEBAUT?

Dieses Rezeptbuch beginnt mit einigen verschiedenen Vorspeisen. Diese Rezepte eignen sich für Zwischendurch besonders gut. Babys und Kleinkinder können diese Speisen ziemlich einfach verzehren. Weiter geht es mit einer großen Ansammlung von Breirezepten. Besonders Babys lieben Brei. Deswegen haben wir für dich eine große Ansammlung an Breirezepten zur Verfügung stellen. Diese lassen sich innerhalb von wenigen Minuten herstellen und sind für deine Liebsten auch einfach zu verzehren.

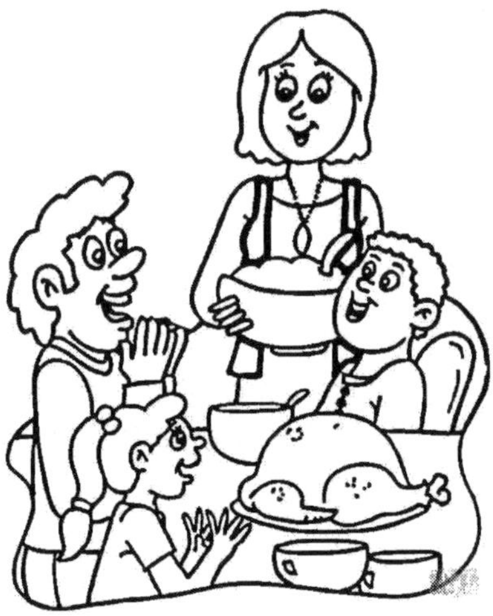

Nach den Breirezepten geht es weiter mit Hauptspeisen. Diese Speisen eignen sich für Kleinkinder besonders gut, die schon mehr als Brei verzehren können. In diesem Kapitel wirst Du die verschiedensten Rezepte aus den unterschiedlichsten Küchen wiederfinden. Vegane wie vegetarische Rezepte finden sich auch in diesem Kapitel wieder. Weiter geht es um Verlauf mit Abendspeisen. Kleinkinder müssen sich erstmal an einen Essrhythmus anpassen. Es kommt nicht selten vor, dass sie abends besonders viel Hunger bekommen. Daher haben wir für dich in diesem Kapitel ebenfalls viele vielfältige Rezepte zur Verfügung gestellt. Doch was wäre ein Tag ohne ein Dessert? Das denken sich deine Kinder wahrscheinlich auch. Zu guter letzt finden sich in diesem Rezeptbuch viele Rezeptvariationen wieder. Diese lassen sich innerhalb von Minuten erstellen und schmecken köstlich. Jetzt bist Du an der Reihe! Schnapp dir die ersten Rezepte und mach deinen Liebsten eine Freude..

Vorspeisen

Quadratischer Melonensalat

Portionen: 1
Schwierigkeit: Einfach
Vorbereitung: Keine
Zubereitung: 5-10 Min.

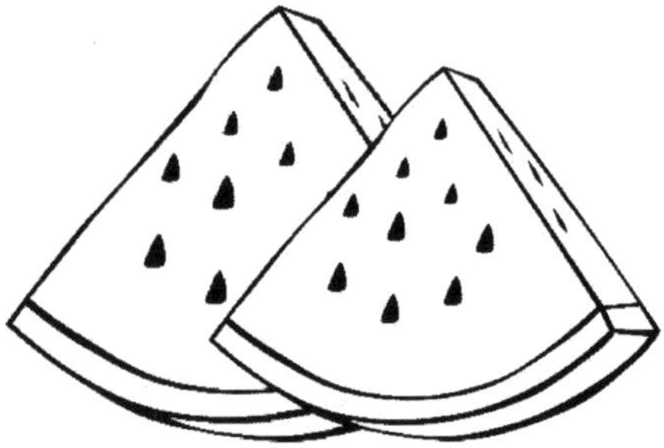

Zutaten:

- ¼ Cantaloupe-Melone
- ¼ Wassermelone
- ¼ Salatgurke
- 100 g Fetakäse oder irgendeine andere Käsesorte
- 1 El Olivenöl
- ½ El Balsamico-Essig
- Salz
- Pfeffer
- Optional: Basilikumblätter

Zubereitung:

1. Die Gurke und Melone in ca. 2 cm breite Scheiben schneiden. Die Melone entschälen und dann entkernen. Die Melone dann in passende Würfel schneiden.
2. Den Würfel mit den Stücken zusammenbauen.

3. Im letzten Schritt Öl mit Essig verrühren. Dann mit Pfeffer und Salz abschmecken und über den Würfel geben.

Einfache Kürbisvorspeise mit Orangengeschmack

Portionen: 1
Schwierigkeit: Einfach
Vorbereitung: Keine
Zubereitung: 10 Min

Zutaten:

- ¼ Tl Nelken
- 120 g Zucker
- 60 ml frischer Orangensaft
- 50 ml Apfelessig
- ½ Bio-Limette
- 250 g Kürbisfruchtfleisch

Zubereitung:

1. Den Kürbis schälen und dann entkernen. Fruchtfleisch herausschneiden und dann zu kleinen Würfeln verarbeiten.
2. Den Saft der frischen Limette auspressen. Limettensaft mit Nelken und Zucker zum Kochen bringen. Der Kürbis sollte so lange gekocht werden bis er bissfest ist. Kurz vor dem Ende noch den frischen Orangensaft hinzugeben.
3. Zutaten in die passende Gläser füllen und abkühlen lassen.

Caro Sommer

Selbstgemachte Fruchtgummis

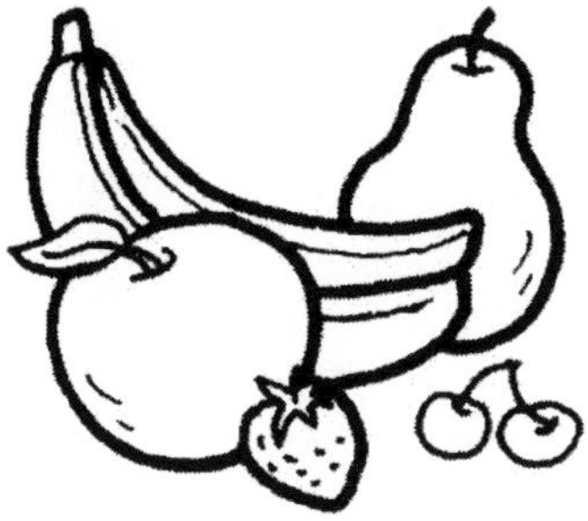

Portionen: 1
Schwierigkeit: Einfach
Vorbereitung: 5 Min
Zubereitung: 20-25 Min

Zutaten:

- 600 Früchte nach Wahl (Beeren eignen sich besonders gut)
- 80 ml Wasser
- 450g Zucker
- Ein bisschen Kristallzucker

Zubereitung:

1. Zu Beginn solltest Du die Blätter und Stiele von deinen Früchten entfernen. Diese werden im nächsten Schritt gut gewaschen und dann in einem Topf für 5 bis 10 Minuten zum Kochen gebracht. Dadurch entsteht ein Muß.
2. Das Muß kannst Du nun mit ein bisschen Zucker zum kochen bringen. Das Muß sollte solange kochen bis sie zäh geworden ist.
3. Im nächsten Schritt gibst Du die Masse auf ein Backpapier und lässt sie gut abkühlen. Wenn alles

kalt geworden ist, kannst Du aus der Masse mit Hilfe von einem Messer passende Fruchtgummis formen.

Caro Sommer

Würzige Kartoffeln

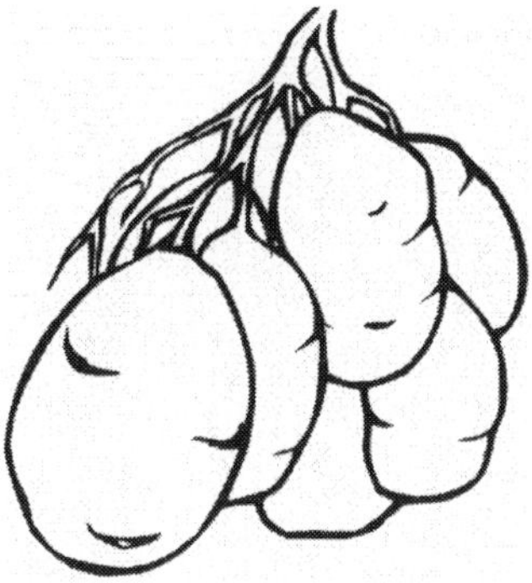

Portionen: 1
Schwierigkeit: Einfach
Vorbereitung: 5 Min.
Zubereitung: 45 Min.

Zutaten:

- 250 g Kartoffeln (Jung)
- Olivenöl
- Kräuter nach Wahl
- Pfeffer
- Salz

Zubereitung:

1. Die Kartoffeln werden zuerst gründlich gewaschen und dann in passende Scheiben geschnitten. Danach kannst Du sie schon mit Olivenöl bestreichen und die passenden Kräuter darauf geben.
2. Bei 180 Grad werden die Kartoffeln nun für mindestens 35 Minuten gebacken. .
3. Zum Schluss kannst Du deine würzigen Kartoffeln noch nach Belieben mit Pfeffer und Salz würzen.

Schmackhafte Kürbissuppe

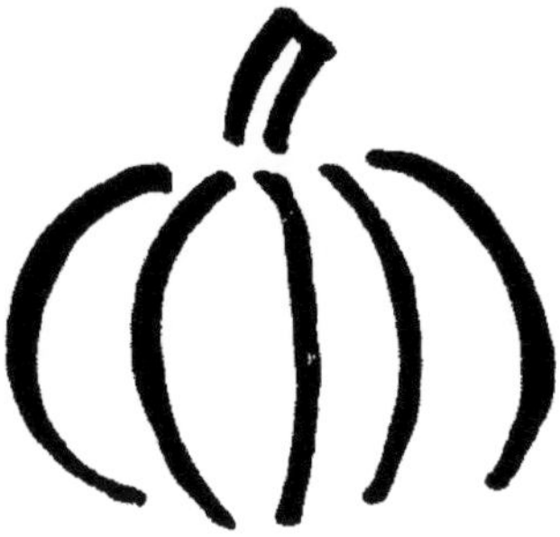

Portionen: 1
Schwierigkeit: Einfach
Vorbereitung: 5 Min.
Zubereitung: 25- 30 Min.

Zutaten:

- 250 g Hokkaidokürbis
- ½ Zwiebel
- Pfeffer
- Salz
- ¼ Tl Madras-Curry
- 100 g Kartoffeln nach Wahl
- ½ El Rapsöl
- Ein kleines Stück Ingwer
- Optional: Chilipulver

Zubereitung:

1. Den Kürbis zuerst gut waschen, zerteilen und dann das Fruchtfleisch herausschneiden. Das Fruchtfleisch wird in passende Stücke schneiden. Zwiebeln schälen und klein hacken.
2. Einen Topf mit Rapsöl erhitzen und die Zwiebeln darin anbraten. Dann 300 ml Wasser hinzugeben. Währenddessen Kartoffeln schälen und in passende Stücke schneiden. Die Kartoffelstücke zusammen mit

den Kürbisstücken in den Topf geben und mit ein bisschen Wasser verdünnen. Alles sollte für mindestens 15 Minuten kochen.

3. Dann den Frischkäse, Curry und Salz hinzufügen. Zum Verfeinern kannst Du auch noch einen Stabmixer nutzen. Dann den Ingwer klein hacken und hinzufügen. Zum Schluss mit Salz, Pfeffer und Chilipulver abschmecken.

Knusperbrot für Zwischendurch

Portionen: 1
Schwierigkeit: Einfach
Vorbereitung: Keine
Zubereitung: 10 Min.

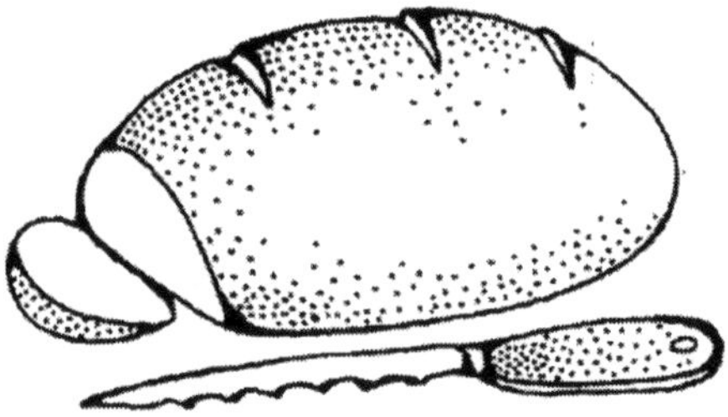

Zutaten:

- 2 Scheiben altes Brot
- ½ Ei
- 125 ml Milch
- 25 g Zucker
- Ein bisschen Zimt und Zucker

Zubereitung:

1. Mit einem Schneebesen das Ei und die Milch vermischen. Danach in eine flache Schüssel geben.
2. Die Brotscheiben dann darin einweichen. Alles sollte gut eingezogen werden.
3. Die Pfanne mit ein bisschen Butter erhitzen und die Brotscheiben darin goldbraun anbraten. Zum Schluss noch mit ein wenig Zucker und Zimt bestreuen.

Caro Sommer

Schneller und schmackhafter Rucola-Salat

Portionen: 1
Schwierigkeit: Einfach
Vorbereitung: Keine
Zubereitung: 5-10 Min.

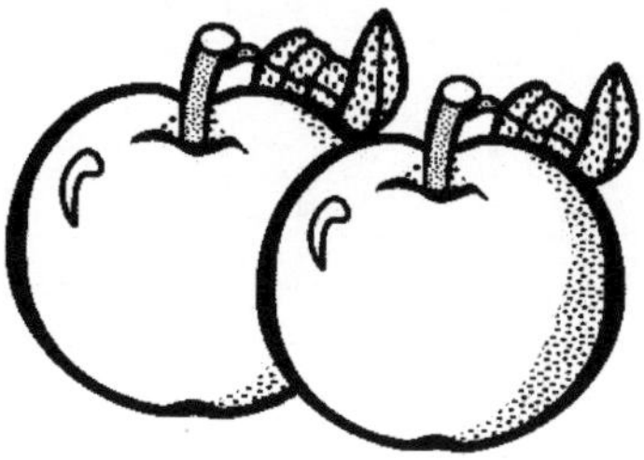

Zutaten:

- 1-2 Handvoll Rucola
- 2 El Öl
- 2 Äpfel
- Eine kleine Prise Salz
- Ein bisschen Zitronensaft
- 1 El Pinienkerne

Zubereitung:

1. Die Rucolablätter waschen und danach die Stiele entfernen. Die Äpfel entkernen und dann in kleine Stücke schneiden. In einer Schüssel Öl, Salz, Zucker und Zitronensaft vermengen. Diese Mischung wird dann das Dressing für den Salat
2. Das Dressing über den Salat geben. Pinienkerne in der Pfanne ohne Öl anrösten und dann über den Salat geben.

Müsli aus dem Ofen

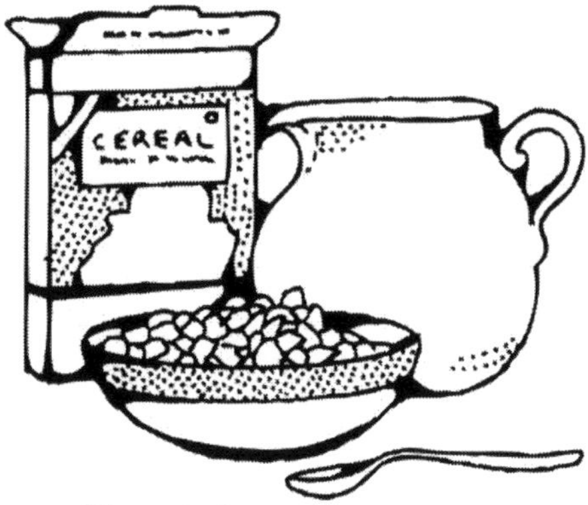

Portionen: 1
Schwierigkeit: Mittel
Vorbereitung: 5 Min
Zubereitung: 55 Min.

Zutaten:

- 50 g Haferflocken (Kernig)
- 20 g Kürbiskerne
- 10 g gehackte Mandeln
- 10 g Sonnenblumenkerne
- 10 g Kokosraspeln
- 10 ml Wasser
- 20 ml Honig
- Eine kleine Prise Zimt
- 5 ml Pflanzenöl
- Nach Belieben Joghurt

Zubereitung:

1. Den Ofen zuerst auf 140 Grad aufheizen. In einer Schüssel alle Zutaten miteinander vermischen. Zur Hilfe kannst Du auch einen Stabmixer verwenden.
2. Die fertige Mischung wird dann auf einem Backpapier verteilt. Alles wird zunächst für 30 Minuten gebacken. Mit dem Kochlöffel kannst Du die ganze Mischung zwischendurch vermengen.
3. Das fertige Müsli aus dem Ofen auskühlen lassen.

Caro Sommer

Frischer Couscous-Salat

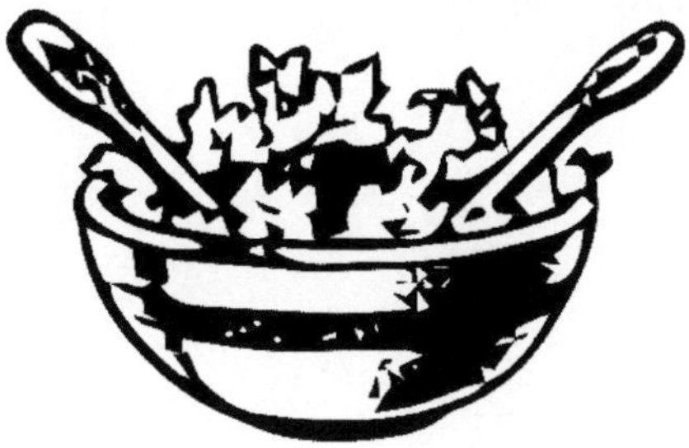

Portionen: 1
Schwierigkeit: Einfach
Vorbereitung: 5 Min
Zubereitung: 10 Min.

Zutaten:

- 60 g Couscous nach Wahl
- ⅛ Salatgurke
- ¼ Tomate
- Pfeffer
- Salz
- ¼ Paprika
- ¼ Zitrone
- ¼ Zwiebel
- 1 El Olivenöl
- Pfeffer
- Salz
- Optional: Petersilie

Zubereitung:

1. 60 ml Salzwasser zum Kochen bringen. Dann den Topf vom Herd nehmen und das Couscous hinzufügen. Alles für mindestens 5 Minuten quellen lassen. Währenddessen Zwiebel und Gurke klein hacken. Das restliche Gemüse ebenfalls in kleine

Stücke schneiden.

2. Den Saft der Zitrone auspressen und über den fertigen Couscous geben. Dann das Gemüse dazugeben und das Öl hinzufügen.
3. Zum Schluss mit Petersilie und Gewürzen abschmecken. .

Caro Sommer

Simpler Kartoffelsalat

Portionen: 1
Schwierigkeit: Einfach
Vorbereitung: 5 Min.
Zubereitung: 40 Min.

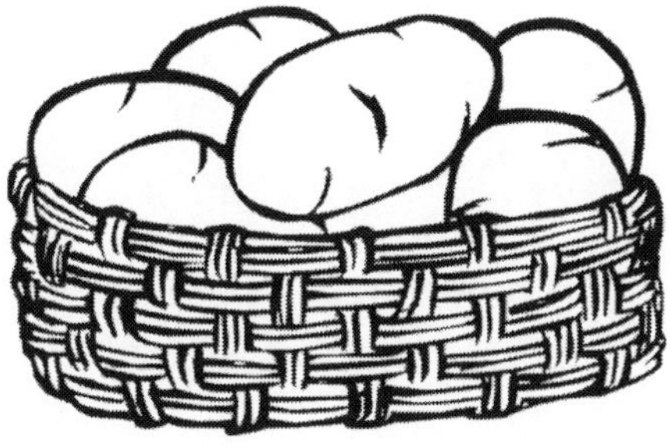

Zutaten:

- 200 g Kartoffeln
- Pfeffer
- Salz
- 50 ml Gemüsebrühe
- ¼ Zwiebel
- 1 El Sonnenblumenöl
- 1 El Weißweinessig
- Ein wenig Senf
- Ein bisschen Petersilie

Zubereitung:

1. Zu Beginn die Kartoffeln wie gewohnt kochen und dann in mundgerechte Scheiben schneiden. Danach im Salzwasser kochen bis sie bissfest sind. Danach in eine große Schüssel geben. Die Gemüsebrühe hinzufügen und alles miteinander vermischen.

2. Kartoffeln für mindestens 5 Minuten ziehen lassen. Zwiebeln klein hacken und gemeinsam mit dem Senf zu den Kartoffeln geben. Danach Öl und Essig hinzufügen.
3. Zum Ende am besten noch ein paar Minuten ziehen lassen.

Kinderbrei

Brokkoli- Hirsebrei mit Fleisch

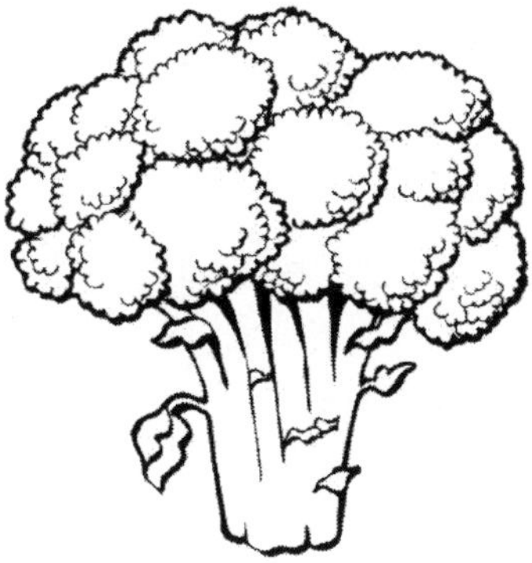

Portionen: 1
Schwierigkeit: Einfach
Vorbereitung: 5 Min.
Zubereitung: 15 Min.

Zutaten:

- 50 g Brokkoli
- ½ El Rapsöl
- 1 El Apfelsaft
- 20 g Hirseflocken
- 20 g Hackfleisch

Zubereitung:

1. Den Brokkoli zuerst gut durchwaschen und dann mit 200ml Wasser in einen Topf geben. Alles sollte für mindestens 5 Minuten köcheln können.
2. Dann das Hackfleisch hinzugeben und mit Hilfe von einem Mixtstab zu einem Brei verarbeiten. Nach ca. 5 Minuten dann die Hirseflocken hinzufügen.
3. Zum Ende hin ein bisschen Öl und Apfelsaft hinzufügen und nach Belieben würzen.

Spinat-Hirse Brei mit Kartoffeln und Möhren (Vegetarisch)

Portionen: 1
Schwierigkeit: Einfach
Vorbereitung: 5 Min
Zubereitung: 30 Min.

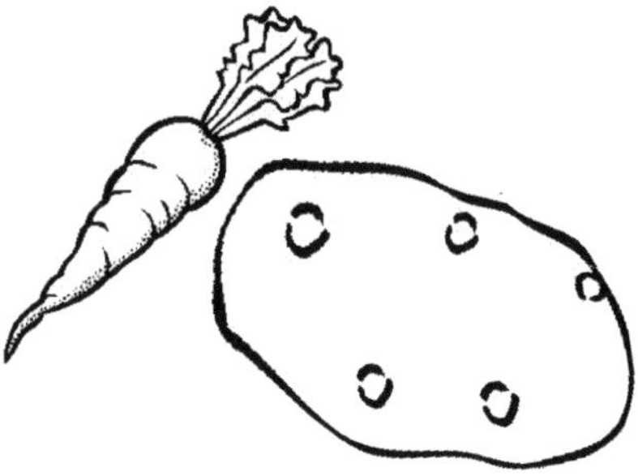

Zutaten:

- ½ große Kartoffel
- ½ große Möhre
- Pfeffer
- Salz
- 70 g Baby-Spinat
- 3 El Wasser
- 1 El Rapsöl
- 25g Hirse

Zubereitung:

1. Zuerst wird die Möhre und die Kartoffel geschält und dann in passende Stücke geschnitten. Der Spinat wird dann gut durchgewaschen. Die Hirse kannst Du dann wie gewohnt mit Wasser zum Kochen bringen.
2. Währenddessen gibst Du die Kartoffeln und die Möhrenstücke in einen Topf und garst sie für mindestens 10 Minuten. Nach 5 Minuten kann schon der Spinat hinzugefügt werden. Mit Hilfe von einem

Mixstab werden dann der Spinat, die Möhren und die Kartoffeln zusammen püriert.

3. Zum Schluss wird dann die Hirse und das Rapsöl hinzugegeben.

Kohlrabi- Brei mit Möhren

Portionen: 1
Schwierigkeit: Einfach
Vorbereitung: 5 Min
Zubereitung: 15 Min

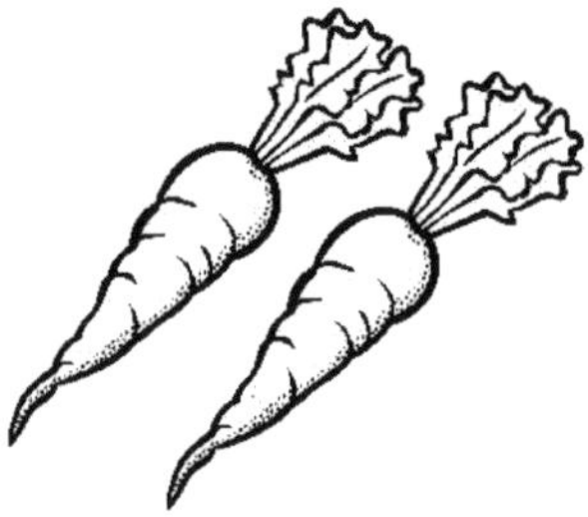

Zutaten:

- 200 g Kohlrabi
- 200 g Möhren
- Kräuter und Gewürze nach Wahl

Zubereitung:

1. Die Möhren und die Kohlrabi in passende Stücke schneiden.
2. Das Gemüse in einen passenden Topf geben und mit Wasser zum Kochen bringen.
3. Den fertigen Babybrei dann in einen passenden Teller geben.

Einfacher Kürbisbrei

Portionen: 1
Schwierigkeit: Einfach
Vorbereitung: Keine
Zubereitung: 15 Min.

Zutaten:

- 1 Kürbis nach Wahl
- Rapsöl
- Wasser

Zubereitung:

1. Den Kürbis gut waschen und dann schälen. Die Kerne entfernen und dann in passende Stücke schneiden.
2. In einem Topf für 10 Minuten zum Kochen bringen.
3. Den Brei in einem Teller anrichten. Zum Schluss noch mit Kräutern und Gewürzen abschmecken.

Gemüsebrei auf mediterrane Art

Portionen: 1

Schwierigkeit: Einfach

Vorbereitung: 5 Min.

Zubereitung: 15 Min.

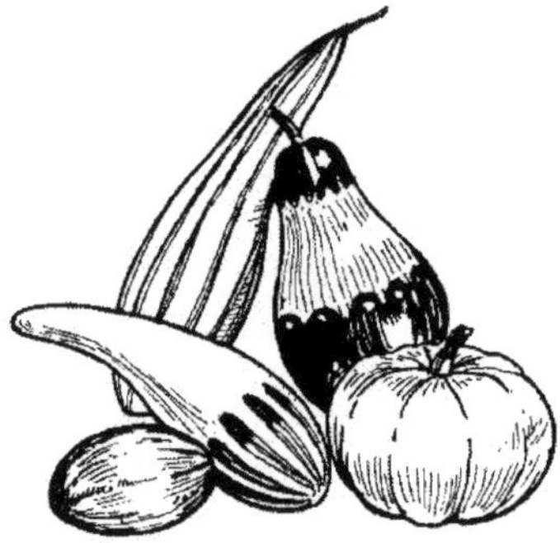

Zutaten:

- 1 Möhre
- Eine kleine Prise Salz
- 50 ml passierte Tomaten
- 70 g Reis
- ½ Zucchini

Zubereitung:

1. Zuerst kümmerst Du dich um die Möhre und die halbe Zucchini. Diese werden geschält und dann in kleine Stücke geschnitten. Danach gibst Du sie gemeinsam mit dem 50 ml passierten Tomaten in einen Topf.
2. Der Topf wird bei niedriger Stufe für mindestens 10 Minuten zum Kochen gebracht. Währenddessen kannst Du den Reis parallel in einem anderen Topf zum Kochen bringen.
3. Mit einem Mixstab dann das Gemüse zu einem gleichmäßigen Brei verarbeiten.

Caro Sommer

Kartoffel-Möhren Brei mit Fleisch

Portionen: 1
Schwierigkeit: Einfach
Vorbereitung: 5 Min.
Zubereitung: 18 Min.

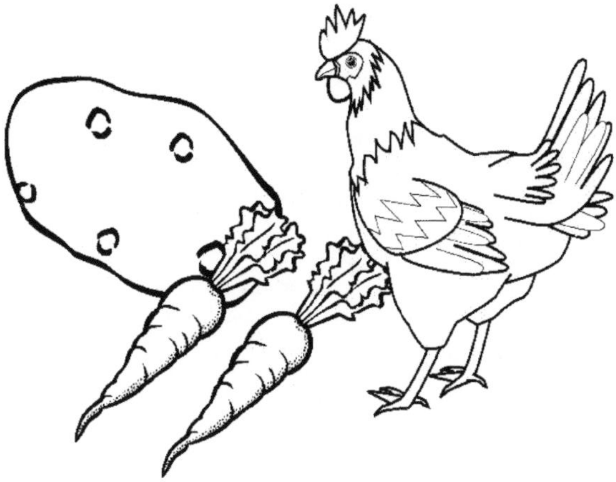

Zutaten:

- 200 g Möhren
- 120 g Kartoffeln
- 50 g Hähnchenfilet
- Rapsöl
- ¼ Apfel

Zubereitung:

1. Das Hähnchenfilet in passende Scheiben schneiden und dann in einer Pfanne zum Kochen bringen. Währenddessen kannst Du dich um die Kartoffeln und Möhren kümmern. Beide Zutaten werden geschält und dann in passende Scheiben geschnitten.
2. Die Kartoffel- und Möhrenstückchen in einem Topf mit Wasser zum Kochen bringen. In der Zwischenzeit den Apfel in kleine Stücke schneiden und nach ein paar Minute zum Topf geben.

3. Zum Ende dann mit einem Mixstab zu einem Brei verarbeiten.

Caro Sommer

Grundrezept für einen Mittagsbrei

Portionen: 1
Schwierigkeit: Einfach
Vorbereitung: 5 Min.
Zubereitung: 10-15 Min.

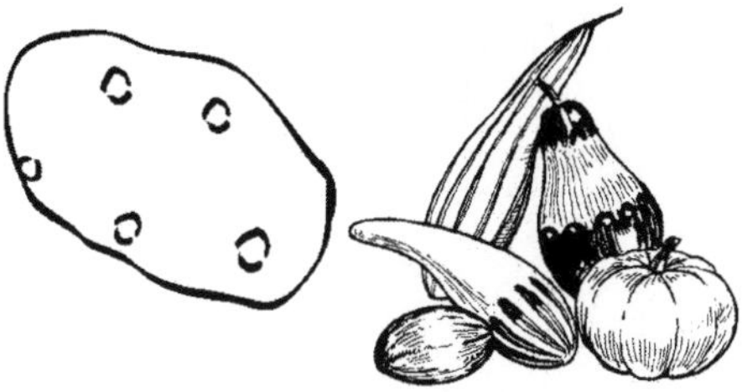

Zutaten:

- 100 g Gemüse nach Wahl
- 50 g Kartoffeln
- 1 El Öl
- 20 g Fleisch oder Fisch

Zubereitung:

1. Das Gemüse schälen und dann in passende Stücke schneiden. Das Fleisch oder den Fisch ebenfalls in kleine Scheiben verarbeiten. Die Kartoffeln schälen und klein schneiden.
2. Das Gemüse mit den Kartoffeln in einem Topf mit Wasser für 10 Minuten köcheln lassen. Nach ein paar Minuten das Fleisch oder den Fisch hinzufügen. Zum Pürieren einen Mixstab benutzen.
3. Zum Ende noch 1 El Öl hinzufügen.

Kichererbsen-Brei mit Zucchini

Portionen: 1
Schwierigkeit: Mittel
Vorbereitung: 45 Min.
Zubereitung: 25-30 Min.

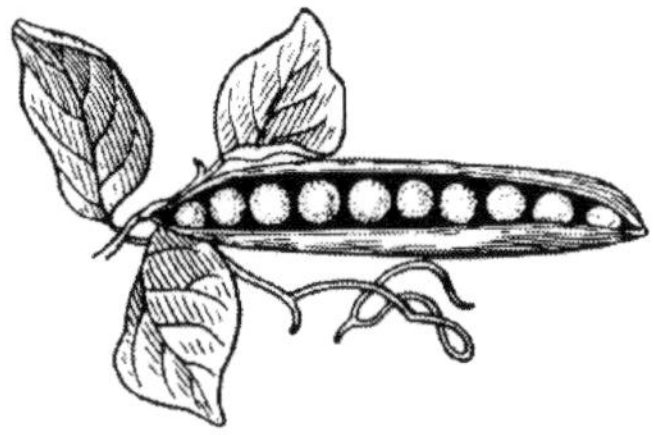

Zutaten:

- 25 g Reis nach Wahl
- 70 g Zucchini
- 2 El Orangensaft
- 1 El Rapsöl
- 40 g gekochte Kichererbsen

Zubereitung:

1. Falls Du dir nicht gekochte Kichererbsen kaufen willst, musst Du sie selbst zubereiten. Diese müssen dann über Nacht eingeweicht werden. Am nächsten Tag können sie dann im Wasser für 45 Minuten gekocht werden bis sie bissfest sind. Falls Du dir diese Vorbereitungszeit einsparen willst, solltest Du zur Zubereitung gekochte Kichererbsen verwenden.
2. Als Nächstes wächst Du die Zucchini und verarbeitest sie zu kleinen Stücken. Diese sollte im Topf für mindestens 8 Minuten köcheln. Währenddessen kannst Du dich um den Reis kümmern. Dieser wird wie gewohnt zubereitet.

3. Dann werden die Kichererbsen und der Orangensaft zu den Zucchini dazugeben und mit einem Mixstab vermischt. Zum Schluss kannst Du den Brei mit Reis servieren.

Spargelbrei mit Kartoffeln

Portionen: 1
Schwierigkeit: Einfach
Vorbereitung: 5 Min
Zubereitung: 15 Min.

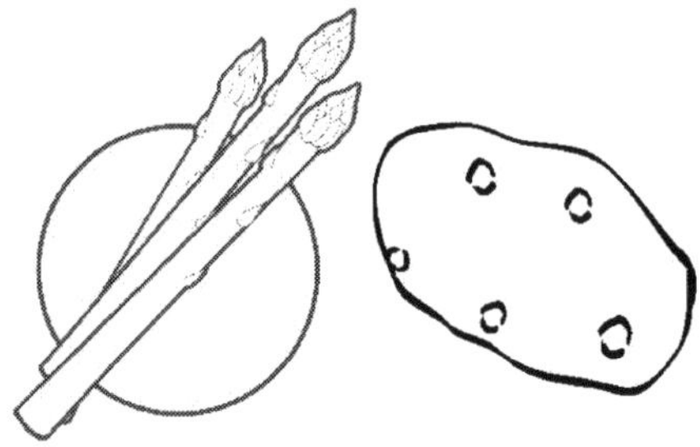

Zutaten:

- 30 g Kartoffeln
- 70 g Spargel
- 1 Tl Butter
- 20 g Hähnchenfleisch

Zubereitung:

1. Zuerst den Spargel und die Kartoffeln schälen und dann zu kleinen Stücken verarbeiten. Das Hähnchenfleisch ebenfalls klein hacken. Das Fleisch mit den Kartoffeln und dem Spargel in einen Topf geben und für 12 Minuten köcheln lassen.
2. Mit einem Mixstab zu einem passenden Brei verarbeiten. 1 El Butter dazugeben und nochmal alles miteinander vermischen.
3. Den Spargelbrei in einem Teller anrichten.

Caro Sommer

Blumenkohlbrei mit Kartoffeln

Portionen: 1
Schwierigkeit: Einfach
Vorbereitung: Keine
Zubereitung: 10 Min.

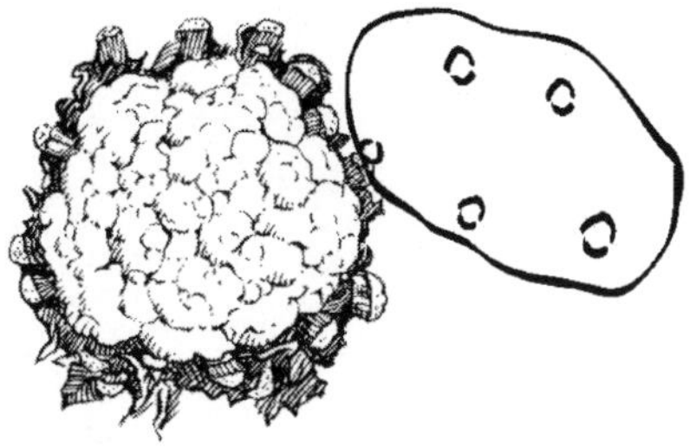

Zutaten:

- 500 g Blumenkohl
- 100ml Fencheltee
- 250 g Kartoffeln

Zubereitung:

1. Den Fencheltee mit 100 ml Wasser übergießen. Alles für mindestens 5 Minuten ziehen lassen. Währenddessen kannst Du schon die Kartoffeln schälen und in kleine Stücke schneiden. Den Blumenkohl solltest Du ebenfalls in kleine Würfel schneiden.
2. Der Blumenkohl wird mit den Kartoffeln in einen Topf gegeben. Als Nächstes wird alles mit dem Fencheltee übergossen. Optional kannst Du noch etwas Wasser dazugeben.
3. Zur Hilfe kannst Du dir noch einen Mixstab zur Hand nehmen und das Gemüse zu einem Brei verarbeiten. Diesen kannst Du dann portionsweise auf einem Teller verteilen.

Mittagsgerichte

Erbsenpasta mit Brokkoli

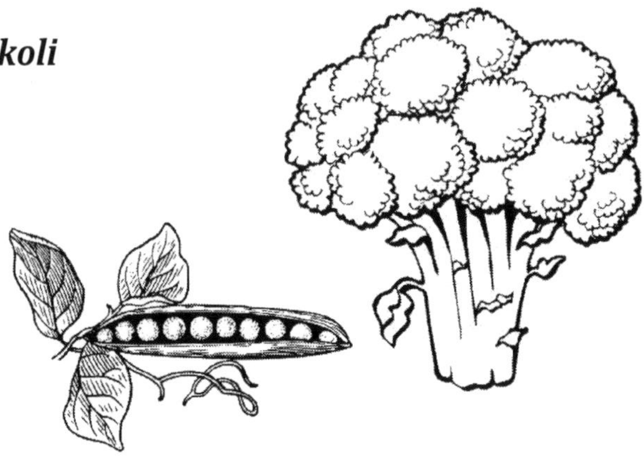

Portionen: 1
Schwierigkeit: Einfach
Vorbereitung: Keine
Zubereitung: 20-25 Min.

Zutaten:

- 150 g Brokkoli
- Pfeffer
- Salz
- 70 ml Schlagsahne
- 15 g Hartkäse oder irgendeinen anderen Käse nach Wahl
- 100 g Mett
- 100 g Nudeln nach Wahl
- 1 El Öl
- 70 g Erbsen nach Wahl

Zubereitung:

1. Den Topf mit ausreichend Wasser zum Kochen bringen. Dann den Brokkoli in kleine Stücke

schneiden. Die Nudeln mit ausreichend Wasser wie gewohnt zubereiten. Die Pfanne mit Öl aufheizen und das Mett darin anbraten.

2. Ein paar Minuten vor dem Ende den Brokkoli zu den Nudeln hinzugeben. Zu Ende kochen bis alles bissfest ist. Zwischendurch immer wieder würzen. Die Pfanne mit Sahne aufkochen und den Käse untermischen. Dann die Nudeln wie gewohnt abgießen und das Wasser dabei auffangen. Dann die Nudeln, den Brokkoli und die Erbsen in die Käsemischung unterbinden.
3. l Nudelnwasser hinzugeben.

Pasta mit Möhren

Portionen: 1
Schwierigkeit: Einfach
Vorbereitung: keine
Zubereitung: Mittel

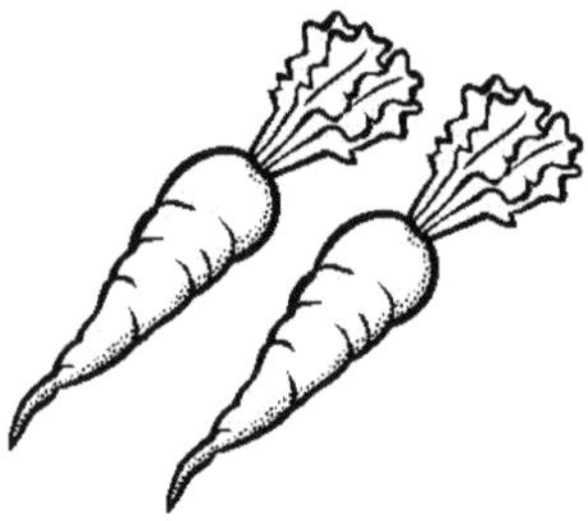

Zutaten:

- ½ Zweig Rosmarin
- Peffer
- Salz
- 1 El Olivenöl
- Eine kleine Prise Zucker
- 250 g Cappelletti
- Ein wenig Chilipulver
- 2 El Käse nach Wahl
- 1 El Butter
- ½ Knoblauchzehe
- 120 g Möhren

Zubereitung:

1. Rosmarin klein hacken und einen Topf zum Kochen bringen. Möhren schälen und klein hacken. Knoblauchzehe ebenfalls klein hacken. Eine Pfanne mit ein bisschen Butter und Olivenöl andünsten.

Dann eine kleine Prise Zucker, Salz und Rosmarin hinzufügen.

2. Cappelletti in das kochende Wasser geben und wie gewohnt zubereiten. Ein bisschen Chilipulver und geriebenen Käse dazugeben und das Gericht dann zu Tisch bringen.

Geflügel-Nudeln

Portionen: 1
Schwierigkeit: Einfach
Vorbereitung: 5 Min.
Zubereitung: 35 Min.

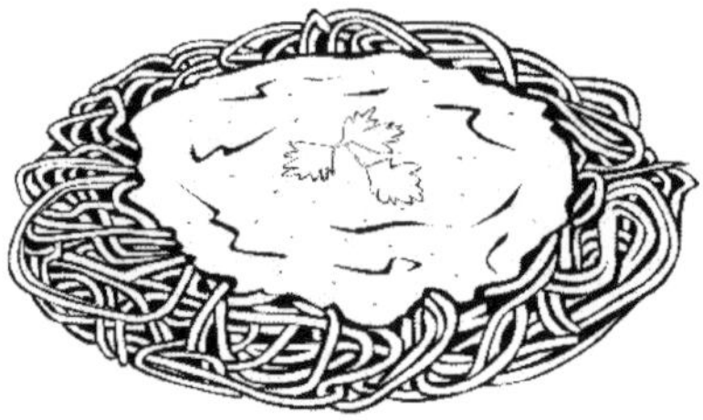

Zutaten:

- 1 Brötchen
- Pfeffer
- Salz
- 2 El Olivenöl
- 100 ml Schlagsahne
- 20 geriebener Käse nach Wahl
- 100 g Nudeln nach Wahl
- ½ Ei
- Ein bisschen Tomatensoße
- 180 g Putensteak

Zubereitung:

1. Das Brötchen in sehr dünne Scheiben schneiden. Die Schlagsahne darüber gießen und alles für ca. 10 bis 15 Minuten quellen lassen. Dann die Tomatensoße wie gewohnt zubereiten. Das Brötchen, das halbe Ei und das Putensteak im nächsten Schritt zu einem glatten Teig verarbeiten. Dann kannst Du daraus schon Bällchen formen.

2. Die Pfanne mit ein bisschen Öl erhitzen und die Bällchen darin anbraten. Die Tomatensoße hinzufügen und alles für ca. 7 Minuten köcheln lassen.
3. Die Nudeln wie gewohnt im Salzwasser zubereiten. Nudeln abgießen und das Wasser auffangen. Das Wasser kannst Du dann mit der Tomatensoße vermengen. Zum Abschmecken kannst Du Pfeffer und Salz nutzen. Am Ende das Gericht noch mit ein wenig Hartkäse bestreuen.

Couscous-Auflauf für Kleinkinder

Portionen: 1
Schwierigkeit: Mittel
Vorbereitung: 5 Min.
Zubereitung: 35 Min.

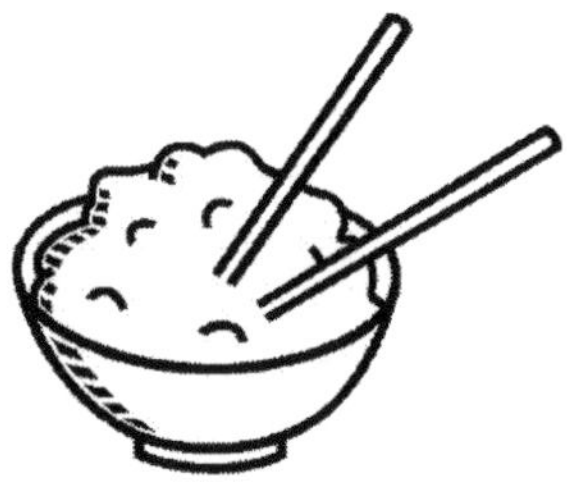

Zutaten:

- 25 g Couscous
- Pfeffer
- Salz
- ¼ Zucchini
- ¼ Pizzatomaten
- ¼ Fenchelknolle
- 40 g Schafskäse
- Frische Kräuter nach Wahl
- 50 ml Gemüsebrühe
- Optional: Muskat

Zubereitung:

1. Couscous wie gewohnt nach Packungsanleitung zubereiten. Mindestens für 5 Minuten quellen lassen und danach würzen und die Auflaufform geben.
2. Fenchel klein hacken. Pfanne mit ein wenig Öl erhitzen und die Fenchelstücke darin anbraten. Zucchini waschen, halbieren und dann in kleine

Stücke schneiden. Zucchinistücke mit in die Pfanne geben. Zum Würzen Pfeffer Salz und Muskat nutzen.

3. Die Auflaufform für ca. 20 Minuten bei 180 Grad Ober- und Unterhitze in den Ofen geben.

Kartoffelpulver für Kinder

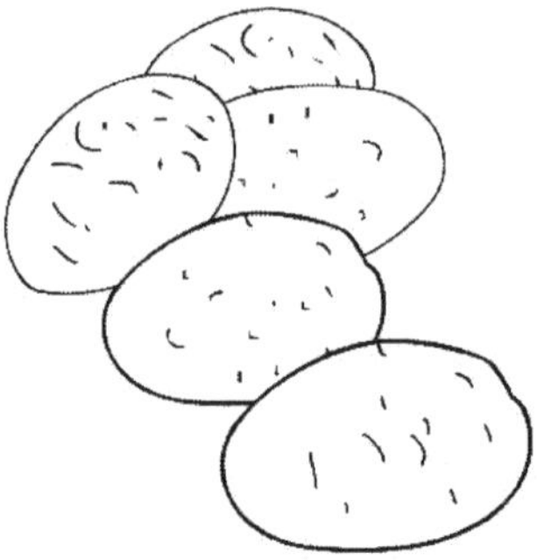

Portionen: 1
Schwierigkeit: Einfach
Vorbereitung: 5 Min.
Zubereitung: 25 Min.

Zutaten:

- 300 g Kartoffeln nach Wahl
- Pfeffer
- Salz
- 1 Ei
- ½ Knoblauchzehe
- 2 El Mehl
- 1 Bund Petersilie
- ½ Muskatnuss
- Ein bisschen Schnittlauch

Zubereitung:

1. Kartoffeln waschen und abtropfen lassen. Danach schälen und aufreiben. Zucchini ebenfalls waschen und aufreiben. Knoblauchzehe klein hacken und die Mischung mit Pfeffer, Salz und Muskat anreichern. Mehl dazugeben
2. Die Pfanne mit Öl erhitzen, mit der Hand passende Förmchen bilden und in der Pfanne

von beiden Seiten anbraten. Zum Würzen für zwischendurch Pfeffer und Salz nutzen.

3. Zum Schluss kümmern wir uns noch um den Dip. Petersilie fein hacken, Sauerrahm in eine Schüssel geben und miteinander vermengen. Danach Schnittlauch hinzufügen. Zum Abschmecken Pfeffer und Salz nutzen.

Würzige Paprikasuppe

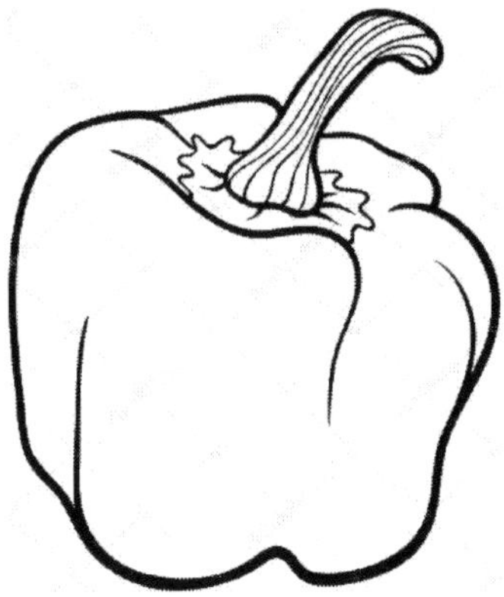

Portionen: 1

Schwierigkeit: Einfach

Vorbereitung: 5 Min.

Zubereitung: 25 Min.

Zutaten:

- 1 Paprika nach Wahl
- Pfeffer
- Salz
- ¼ Zwiebel
- 120 ml Wasser
- ¼ El Crème fraîche
- ¼ Majoran

Zubereitung:

1. Zwiebeln fein hacken, Paprika waschen, abtropfen lassen und in feine Scheiben schneiden. Pfanne mit Rapsöl erhitzen und die Zwiebelstücke darin andünsten. Danach die Paprikascheiben dazu geben. Zwischendurch nach Belieben mit Kräutern würzen. Majoran hinzufügen.
2. Zutaten mit einem Stabmixer verfeinern. Crème fraîche hinzugeben. Am Ende zum Abschmecken noch Pfeffer und Salz nutzen.

Caro Sommer

Brokkoli Bällchen mit Käse

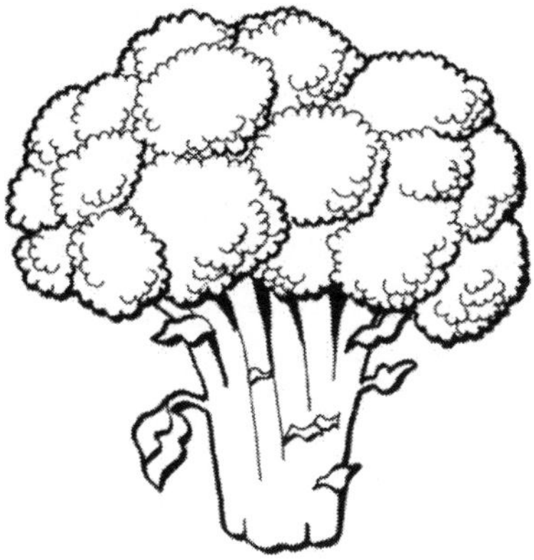

Portionen: 1

Schwierigkeit: Einfach

Vorbereitung: 5 Min.

Zubereitung: 25 Min.

Zutaten:

- 500 g Brokkoli
- 1 El Öl
- Eine halbe Tasse Haferflocken
- Pfeffer
- Salz
- 100 g geriebener Käse

Zubereitung:

1. Den Brokkoli gut waschen, abtropfen lassen und dann in kleine Stücke schneiden. Dann in einen Topf geben und wie gewohnt zubereiten. Den gekochten Brokkoli in eine Schüssel geben und mit Hilfe von einem Mixstab zu einem Brei verarbeiten.
2. Im nächsten Schritt Salz, Öl, Käse und Haferflocken dazugeben und kleine Bällchen formen. Danach das Backblech damit belegen.
3. Den Ofen auf 180 Grad aufheizen und die Bällchen für mindestens 15 Minuten backen. Zu

den Bällchen passt ein frischer Kräuterdip besonders gut.

Caro Sommer

Gesunder Brokkoli-Auflauf

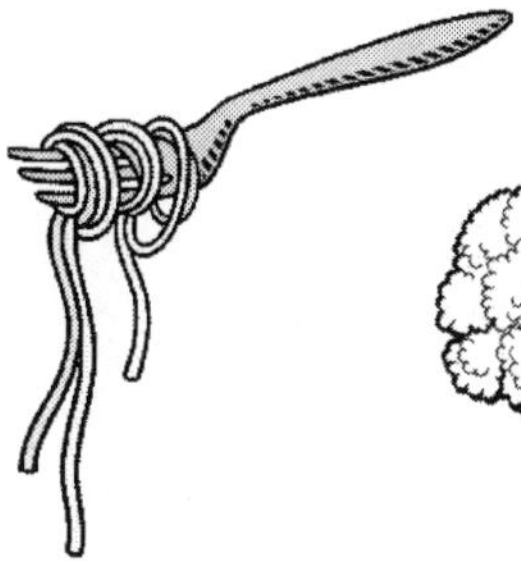

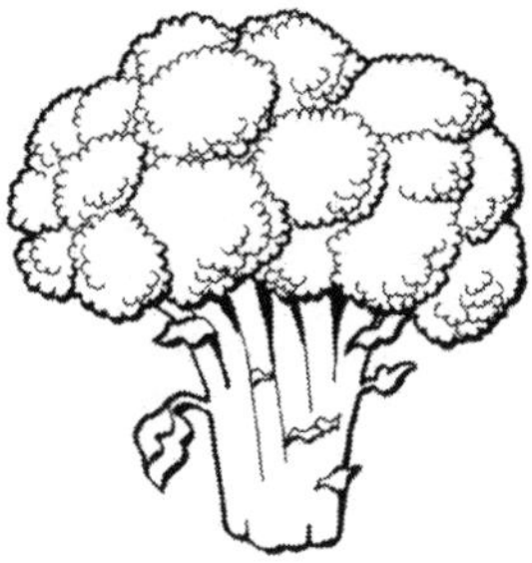

Portionen: 1
Schwierigkeit: Einfach
Vorbereitung: 5 Min.
Zubereitung: 30 Min.

Zutaten:

- 250 g Nudeln nach Wahl
- Muskat
- 3 El getrocknete Tomaten in Öl
- 400 g Brokkoli
- 130 g Kochschinken
- 100 ml Sahne
- 80 ml Milch
- 140 g Gouda
- 1 Ei
- Pfeffer
- Salz

Zubereitung:

1. Den Brokkoli waschen und dann abtropfen lassen. Danach ganz normal in einem Topf zubereiten. In der Zwischenzeit kümmerst Du dich um die Zubereitung der Nudeln. Diese werden ganz normal in Salzwasser gekocht.
2. Den Schinken in kleine Stücke schneiden. In einer

Schüssel das Ei, Milch und die Sahne miteinander vermischen. Zum Würzen Muskat, Salz, Pfeffer und Kräuter nutzen. Wenn die Nudeln und der Brokkoli fertig sind, kommt nun der entscheidende Teil. Mischt alles in eine passende Schüssel, gebt den Schinken dazu und verteilt es dann in einer Auflaufform.

3. Getrocknete Tomaten in Stücke schneiden und dann ebenfalls auf der Auflaufform verteilen. Zwischendurch immer wieder würzen. Zum Ende hin kommt noch der Käse. Der Auflauf muss dann bei 220 Grad für 10 bis 15 Minuten in den Ofen.

Teigtaschen mit Fleisch

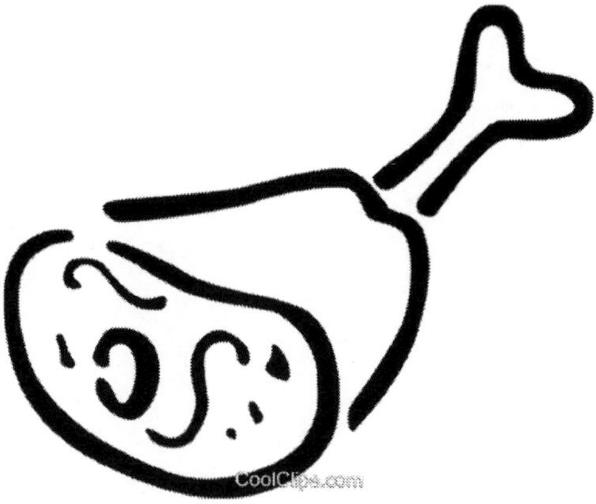

Portionen: 1
Schwierigkeit: Mittel
Vorbereitung: 5 Min.
Zubereitung: 45 Min.

Zutaten:

- ½ Tl Salzwasser
- 100 g Weizenmehl
- ½ Ei
- 150 g Rinderhackfleisch
- ½ Zwiebel
- Pfeffer
- Salz

Zubereitung:

1. In einer Schüssel das Weizenmehl mit dem halben Ei und dem Salzwasser vermengen. Zwiebeln klein hacken und dem Hackfleisch vermischen. Der Teig sollte für mindestens 10 bis 15 Minuten ruhen können.
2. Den Teig gut durchkneten und dann ausrollen. Mit Hilfe eines Glases runde Kreise stechen. Die Teigtaschen kannst Du dann mit der Fleischmischung füllen.

3. In einem Dampfgarer für 30 Minuten zubereiten. Besonders gut dazu schmeckt Sojasoße.

Caro Sommer

Nudeln mit einzigartiger Schinken-Käse-Soße

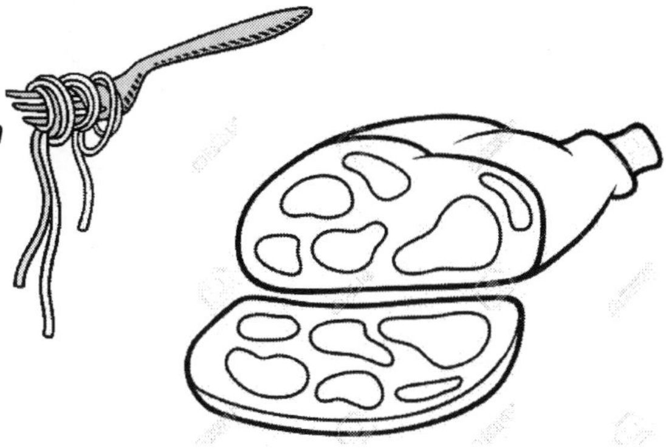

Portionen: 1
Schwierigkeit: Einfach
Vorbereitung: 5 Min.
Zubereitung: 15 Min.

Zutaten:

- 200 g Nudeln nach Wahl
- Pfeffer
- Salz
- 150 ml Gemüsebrühe
- 100 Schinken nach Wahl
- Eine halbe Packung Schmelzkäse
- Kräuter nach Belieben

Zubereitung:

1. Die Nudeln wie gewohnt zubereiten. Danach die Gemüsebrühe zubereiten und den Schmelzkäse hineingeben. Den Schinken würfeln und zu der Brühe geben.
2. Würzen kannst Du mit Salz, Pfeffer und Kräuter nach Belieben. Dann können die Nudeln auch schon auf den Tisch.

Pasta auf Römerart

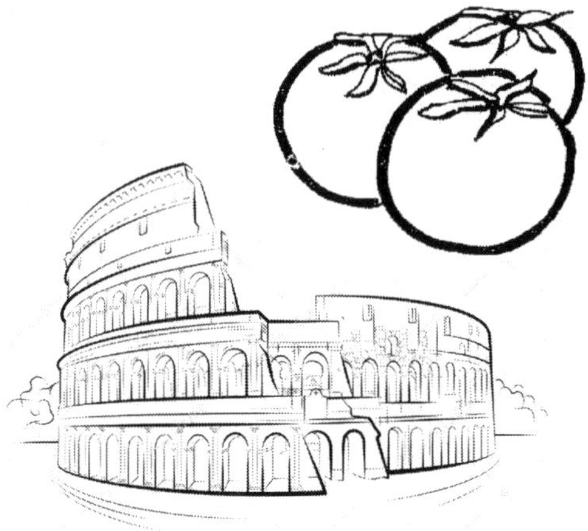

Portionen: 1
Schwierigkeit: Einfach
Vorbereitung: 5 Min
Zubereitung: 20 Min.

Zutaten:

- 1 Zwiebel
- Pfeffer
- Salz
- 150 g Römersalatherzen
- 100 g Mett
- 1 El Olivenöl
- 90 g Tortiglioni
- 100 g Tomaten nach Wahl
- Eine kleine Prise Zucker

Zubereitung:

1. Zwiebeln klein hacken, Römersalat waschen und ebenfalls in feine Scheiben zupfen. Tomaten in kleine Stücke schneiden. Tortiglioni mit Salzwasser ganz gewohnt zubereiten. Die Pfanne mit ein bisschen Olivenöl aufheizen und das Mett braun braten. Dann die Zwiebeln dazugeben und ebenfalls anbraten. Tomatenstücke hinzufügen und nach belieben würzen.

2. Nudeln ganz gewohnt zubereiten und dann das Wasser auffangen. Das Nudelwasser dann zu der Mett-Mischung dazugeben.
3. Mit Olivenöl, Kräutern und Gewürzen servieren.

Nudel-Spinatauflauf für Kinder

Portionen: 1
Schwierigkeit: Mittel
Vorbereitung: 5 Min.
Zubereitung: 40 Min.

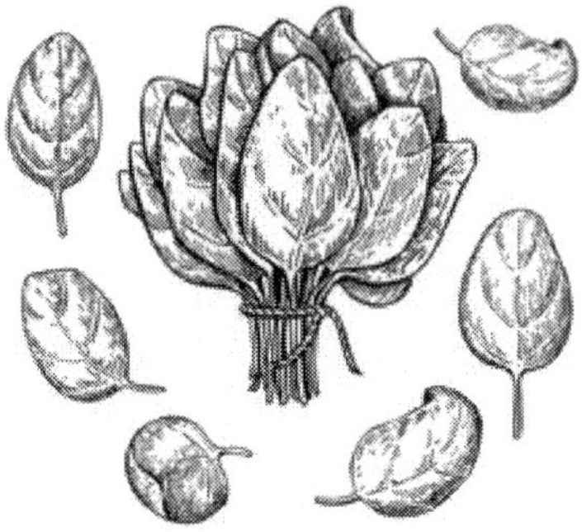

Zutaten:

- ½ Zwiebel
- Pfeffer
- Salz
- 70 g Nudeln nach Wahl
- Muskatnuss
- 60 g Mozzarella
- 250 g Blattspinat
- 150 ml Gemüsebrühe
- 100 ml Schlagsahne
- 20 g Gouda

Zubereitung:

1. Zwiebeln klein hacken und mit der Sahne und Brühe aufkochen. Spinat auftauen lassen und hinzufügen. Den Ofen auf 200 Grad vorheizen. Mozzarella in kleine Stücke schneiden und Gouda raspeln. Den Spinat nach Belieben mit Muskatnuss, Pfeffer und Salz würzen. Nudeln wie gewohnt zubereiten und dann untermischen.

2. Den Auflauf im Ofen für mindestens 25 Minuten backen lassen. Am Ende noch mit Kräutern bestücken.

Klassische Pasta mit Hackbällchen

Portionen: 1
Schwierigkeit: Einfach
Vorbereitung: 5 Min.
Zubereitung: 40 Min.

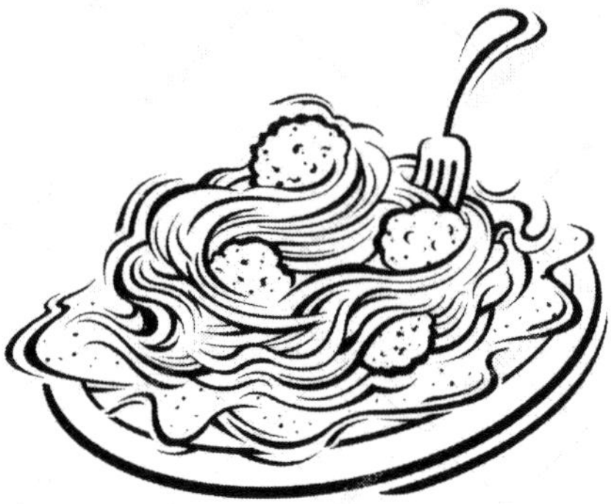

Zutaten:

- Pfeffer
- Salz
- ½ Knoblauchzehe
- ½ Zwiebel
- 100 Hack
- ½ El Olivenöl
- 50 g Zucchini
- 1 El Semmelbrösel
- 90 g Spaghetti
- Eine halbe Dose Pizzatomaten
- ¼ Bund Basilikum
- 20 Käse nach Wahl (Am besten Hartkäse)

Zubereitung:

1. Knoblauchzehe und Zwiebel wie gewohnt klein schneiden. Zucchini putzen und klein schneiden. Die Zucchinistücke mit den Zwiebeln gemeinsam dünsten. Zum Würzen für zwischendurch Pfeffer und Salz verwenden. Hack zu der Zucchini-Mischung

dazu geben. Dann das halbe Ei und die Semmelbrösel hinzufügen.

2. Die Pfanne mit Öl erhitzen und die Hackbällchen darin anbraten. Den Rest der Zwiebeln hinzugeben. Danach die Pizzatomaten hinzufügen und alles für 5 Minuten köcheln lassen. Die Spaghetti wie gewohnt zubereiten.
3. Basilikum fein hacken. Die Tomatensoße mit Gewürzen anreichern. Dann die Nudeln abgießen und mit den restlichen Zutaten servieren.

Einfach und schnelles Fischstäbchen-Brötchen

Portionen: 1
Schwierigkeit: Einfach
Vorbereitung: 5 Min.
Zubereitung: 20 Min.

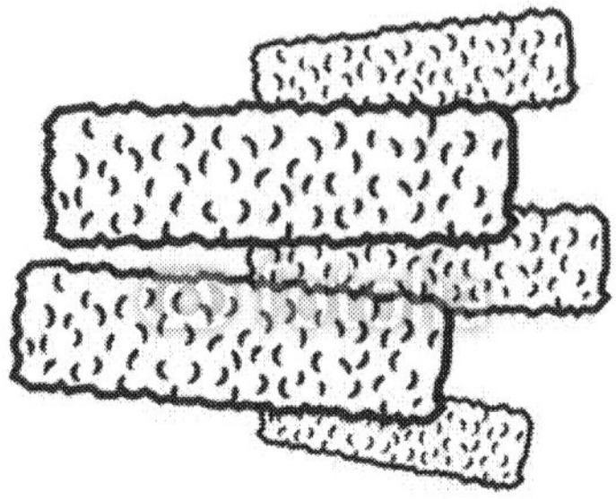

Zutaten:

- 2 Fischstäbchen
- Pfeffer
- Salz
- 2 Blätter Kopfsalate
- 1 Tl Remoulade
- 1 Vollkornbrot

Zubereitung:

1. Fischstäbchen ganz normal im Ofen zubereiten. Den Blatt Kopfsalat waschen und die Gurke in feine Scheiben schneiden.
2. Brötchen halbieren und mit Remoulade bestreichen. Dann die Fischstäbchen darauf geben. Mit Gurkenscheiben servieren.

Caro Sommer

Gesunder Spinat mit Eier-Toast

Portionen: 1
Schwierigkeit: Einfach
Vorbereitung: 5 Min
Zubereitung:30 Min

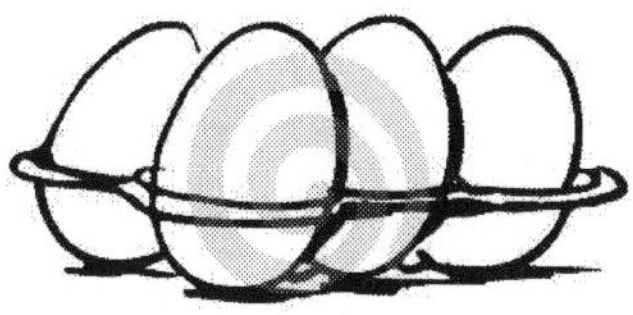

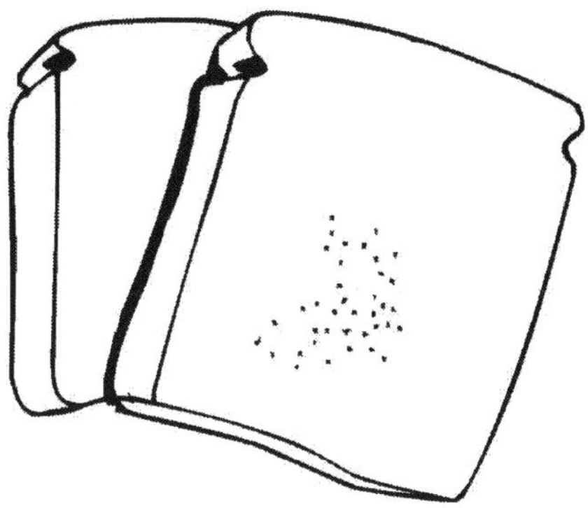

Zutaten:

- ¼ Zwiebel
- Pfeffer
- Salz
- 1 Ei
- 80 g Blattspinat
- 1 El Butter
- 50 ml Gemüsebrühe
- 50 ml Schlagsahne
- Ein bisschen Muskatnuss
- 1 Scheibe Vollkorntoast

Zubereitung:

1. Zwiebeln klein hacken, den Topf mit ein wenig Butter aufheizen und Zwiebelstücke darin anbraten. Spinat gut waschen und ebenfalls in kleine Stücke verarbeiten. Die Sahne wird zu der Brühe

hinzugefügt. Danach die Mischung aufkochen und mit Muskat und Salz abschmecken.

2. Aus der Toastscheibe kannst Du nun mit Hilfe eines Glases ein Kreis ausstechen. Ein wenig Butter in die Pfanne geben und die Toastscheibe darin anbraten. Dann das Ei aufschlagen und auf dem Toast gleiten lassen.
3. Bei mittlerer Hitze für mindestens 5 Minuten kochen lassen. Zum Ende mit Spinat servieren.

Caro Sommer

Clevere Nudelpuffer

Portionen: 1
Schwierigkeit: Einfach
Vorbereitung: 5 Min.
Zubereitung: 10 Min.

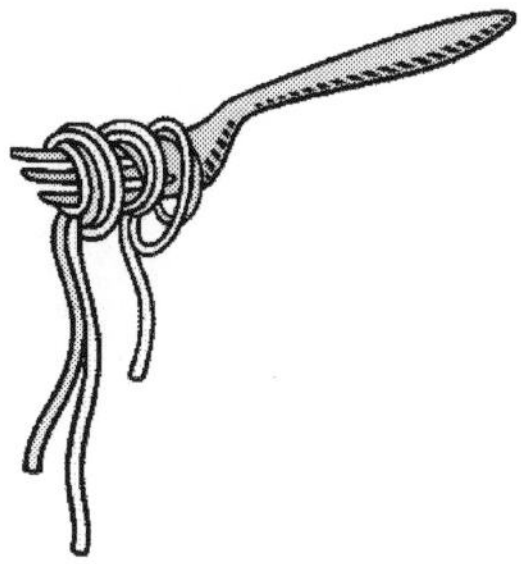

Zutaten:

- 50 g Capellini
- Pfeffer
- Salz
- 1 El Thymian
- 1 El Butterschmalz
- 1 Ei
- 25 ml Schlagsahne

Zubereitung:

1. Nudeln in grobe Stücke brechen und dann wie gewohnt mit Wasser zubereiten. Die Sahne mit Eier vermengen. Zum Würzen Salz und Pfeffer verwenden. Die Mischung dann mit den Nudeln vermischen.
2. Die Pfanne mit Butter erhitzen und dann die Nudelmasse schrittweise hinzufügen. Von allen

Seiten goldbraun braten. Zum Schluss noch nach Belieben würzen.

Fischstäbchen-Burger

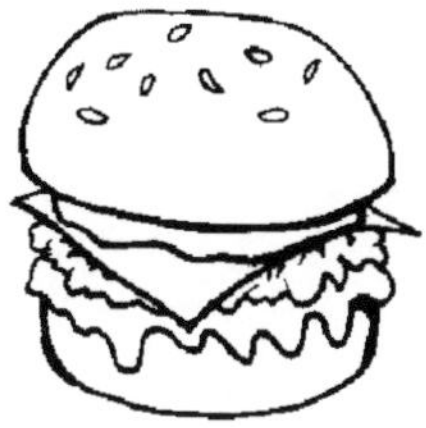

Portionen: 1
Schwierigkeit: Einfach
Vorbereitung: 5 Min.
Zubereitung: 20-25 Min.

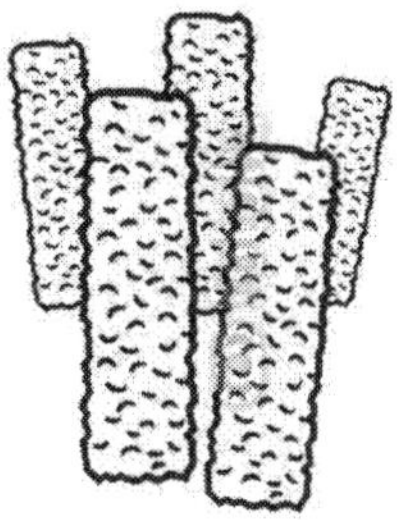

Zutaten:

- Salz
- Pfeffer
- 4 Fischstäbchen
- 2 El Salatcreme
- Ein halber Apfel nach Wahl
- 1 grunes Salatblatt
- Brötchen nach Wahl
- Eine halbe rote Zwiebel
- Ein wenig Beet Kresse
- 2 El Gewürzgurken

Zubereitung:

1. Fischstäbchen wie gewohnt in der Pfanne oder im Backofen zubereiten. Apfel schälen, entkernen und in kleine Stücke schneiden. Dann die Apfelstücke

mit den Gewürzgurken vermischen. Salatcreme dazugeben und Zwiebeln klein hacken.

2. Das Brötchen halbieren und mit der Apfelmischung bestreichen. Dann Kresse dazugeben. Im nächsten Schritt mit Salatblättern belegen.
3. Fischstäbchen auf den Brötchen verteilen. Zum Ende hin nach Belieben würzen.

Abendgerichte

Schnelles Kindergulasch

Portionen: 1
Schwierigkeit: Einfach
Vorbereitung: 5 Min
Zubereitung: 35 Min

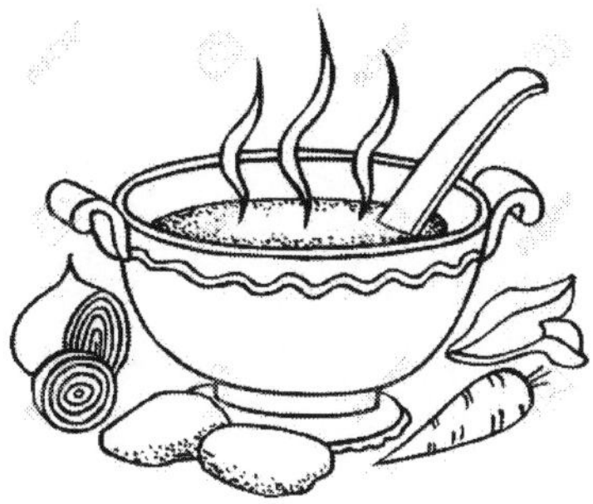

Zutaten:

- 3 kleine Schalotten
- Pfeffer
- Salz
- ½ El Butter
- 120 ml Gemüsebrühe
- 2 El Öl
- Eine halbe Kohlrabi
- 2 kleine Karotten
- 2 Tl Saucenbinder
- ½ Schweinefilet
- 1 El Petersilie
- ½ El Crème fraîche

Zubereitung:

1. Petersilie klein hacken und bei Seite geben. Schalotten schälen und halbieren. Karotten

ebenfalls schälen und in mundgerechte Scheiben schneiden. Dann den Kohlrabi würfeln. Den Topf mit ein wenig Butter erhitzen und die Schalotten wie das restliche Gemüse darin dünsten. Mit einer Prise Zucker und Salz würzen. Ein bisschen Gemüsebrühe hinzufügen und für mindestens 5 Minuten brühen.

2. Danach kümmern wir uns um das Schweinefilet. Das wird in passende Stücke geschnitten. Zum Würzen kannst Du wieder Salz und Pfeffer nutzen. Die Pfanne erhitzt Du mit ein bisschen Öl und bräts dann das Fleisch darin an. Nach ein paar Minuten kannst Du dann die Gemüsemisching dazugeben.
3. Die Soße wird mit dem Soßenbinder vermengt. Dann kannst Du die Crème fraîche dazu geben. Vor dem servieren noch mit den gehackten Petersilien verzieren.

Hähnchen- Nudelsuppe

Portionen: 1
Schwierigkeit: Mittel
Vorbereitung: 5 Min.
Zubereitung: 20 Min.

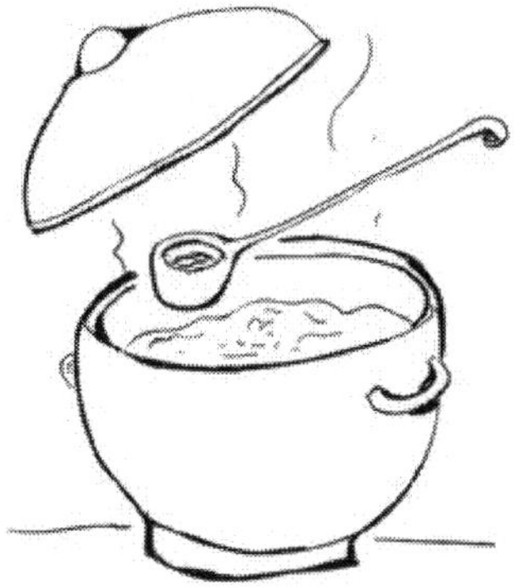

Zutaten:

- Eine halbe mittelgroße Karotte
- Pfeffer
- Salz
- Optional: Beet Kresse
- 30 g Hähnchenfilet
- 500 ml Hähnchenbrühe
- 30 g TK-Erbsen

Zubereitung:

1. Die halbe Karotte schälen und dann in passende Stücke schneiden. Das Hähnchenfilet in kleine Stücke schneiden. Eine Pfanne mit ein bisschen Öl erhitzen und die Hähnchenstücke darin anbraten. Hühnerbrühe aufkochen und die Karottenstücke darin kochen.
2. Die Hähnchenstücke in die Brühe geben und nach Wünschen würzen. Die TK-Erbsen dazu geben und

für a. 2 bis 3 Minuten köcheln lassen. Zum Ende noch mit Salz, Pfeffer und Kresse servieren.

Caro Sommer

Pita mit Hähnchen

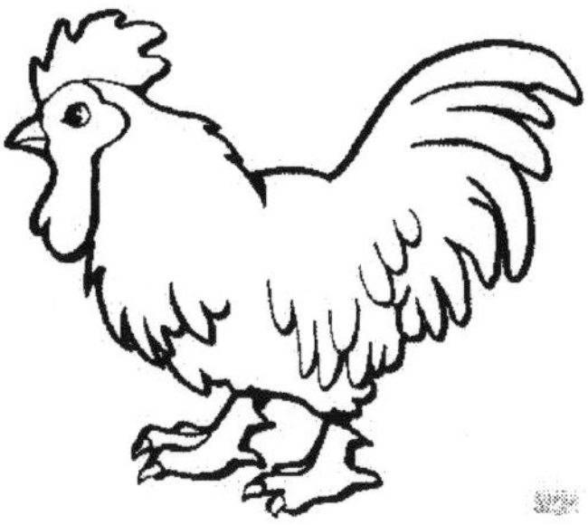

Portionen: 1
Schwierigkeit: Einfach-Mittel
Vorbereitung: 5 Min.
Zubereitung: 25 Min.

Zutaten:

- ¼ Salatgurke
- Pfeffer
- Salz
- 1 El Vollmilchjoghurt
- 1 El Mayonnaise
- ¼ Römersalatherz
- ½ Tomate
- 1 El Öl
- 1 Pita-Tasche
- 80 g Hähnchenbrustfilets
- ¼ Zwiebel
- ¼ Dose Mais
- Optional: Paprikapulver zum Würzen

Zubereitung:

1. Gurke schälen und in kleine Stücke schneiden. Den Stiel der Tomate entfernen und dann in große Stücke schneiden. Salat putzen und ebenfalls zurecht zupfen. Joghurt mit Mayonnaise verrühren und mit Pfeffer und Salz abschmecken. Dann den Mais untermischen. Zwiebeln klein hacken und Hähnchenfilet ebenfalls in feine Scheiben schneiden.
2. Pfanne mit Öl erhitzen und dann die Zwiebeln darin anbraten. Die Zwiebeln wieder herausnehmen und dann das Fleisch darin gut durchbraten. Zwischendurch nach Lust und Laune würzen. Danach wieder die Zwiebeln hinzufügen.
3. Die Pita-Tasche wie gewohnt aufbacken. Die Tasche öffnen und nach Belieben mit den Zutaten füllen. Am Ende das Würzen nicht vergessen.

Würzige Würstchenspieße

Portionen: 1
Schwierigkeit: Einfach
Vorbereitung: 5 Min
Zubereitung: 30 Min.

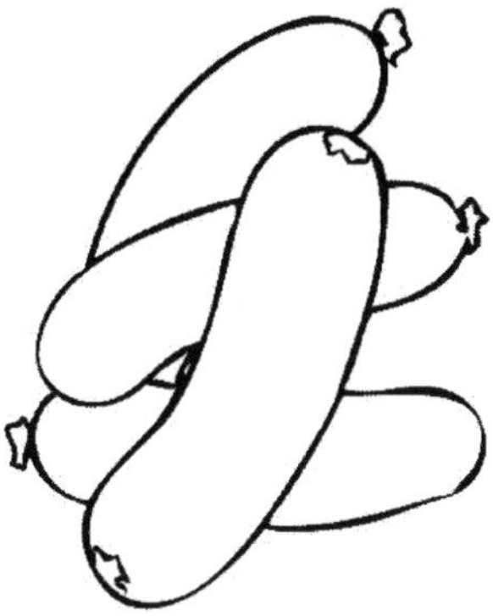

Zutaten:

- 30 g Zucchini
- Pfeffer
- Salz
- 2 Champignons
- ¼ Paprikaschote
- 1 El Olivenöl
- 3 Rostbratwürstchen
- 40 g Sahnejoghurt
- ½ Tl Senf
- ½ El Schnittlauchröllchen
- ½ El Tomatenmark

Zubereitung:

1. 1 Holzspieß schon am Anfang in lauwarmem Wasser einweichen. Paprikaschote und Zucchini waschen und dann in kleine Stücke schneiden. Würstchen halbieren. Abwechselnd mit dem Gemüse auf den Spieß stecken.

2. Pfanne mit ein bisschen Öl erhitzen und den Spieß für einige Minuten darin anbraten. Nach Belieben würzen.
3. Währenddessen kümmern wir uns um den Dip. Dafür in einer Schüssel Joghurt, Senf, Pfeffer, Salz und Schnittlauch miteinander vermischen. Du kannst natürlich für deine Liebsten so viele Spieße zubereiten wie Du willst.

Frischkäse Nudeln mit Karotten

Portionen: 1
Schwierigkeit: Einfach
Vorbereitung: Keine
Zubereitung: 30 Min.

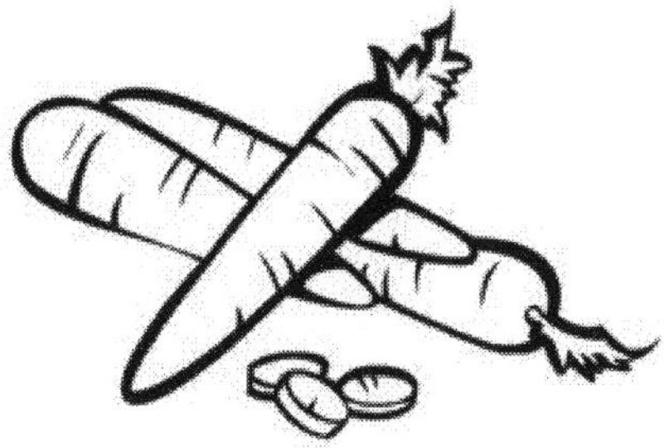

Zutaten:

- ¼ Zwiebel
- Pfeffer
- Salz
- 80 g Karotten
- 50 g Nudeln nach Wahl
- 40 ml Milch
- 25 g Frischkäse
- ¼ El Butter
- Optional: Currypulver
- Ein bisschen Petersilie

Zubereitung:

1. Zwiebeln klein hacken. Karotten schälen und mit dem Küchenmesser in kleine Stücke schneiden. Petersilie ebenfalls in kleine Stücke schneiden. Die Pfanne mit ein bisschen Butter erhitzen und die

Zwiebeln darin dünsten. Dann eine Prise Salz, Currypulver und Karotten dazu geben.

2. Nudeln wie gewohnt im Wasser zubereiten. Dann Milch, Frischkäse und Petersilie zu den Karotten geben. Alles gleichmäßig aufkochen lassen. Nudeln abgießen und mit der Soße vermengen.

Caro Sommer

Kürbissuppe mit Kokosgeschmack

Portionen: 1
Schwierigkeit: Einfach
Vorbereitung: 5 Min
Zubereitung: 35 Min

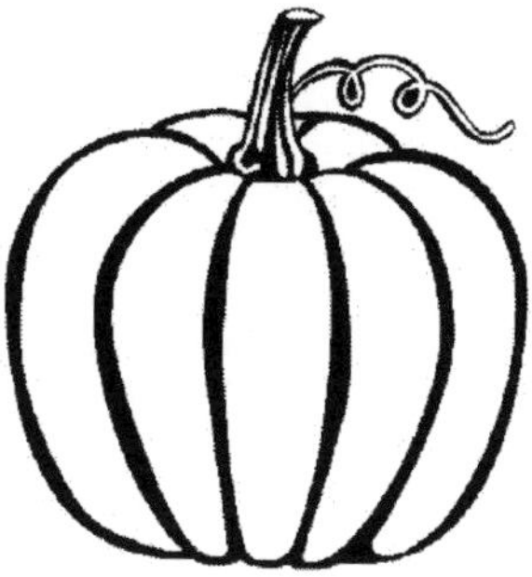

Zutaten:

- 100 g Kürbis nach Wahl
- Pfeffer
- Salz
- ½ Öl
- 70 ml Gemüsebrühe
- ½ Tl frischer Zitronensaft
- 50 ml Kokosmilch
- 70 ml Gemüsebrühe
- 20 g Erdnussflips

Zubereitung:

1. Kürbis waschen, entkernen und dann in kleine Stücke schneiden. Zwiebeln klein hacken. Topf mit ein bisschen Öl erhitzen und die Zwiebeln darin andünsten. Dann die Kürbisstücke dazu geben. Gemüsebrühe und Kokosmilch hinzugeben und für mindestens 10 Minuten garen.
2. Den Kürbis kannst Du dann mit Hilfe eines Mixstabes pürieren. Vergiss nicht die Suppe zum Ende hin mit

ein bisschen frischen Limettensaft und Kräutern würzen.

Caro Sommer

Leckerer und einfacher Katroffelbrei

Portionen: 1
Schwierigkeit: Einfach
Vorbereitung: 5 Min
Zubereitung: 10-15 Mn.

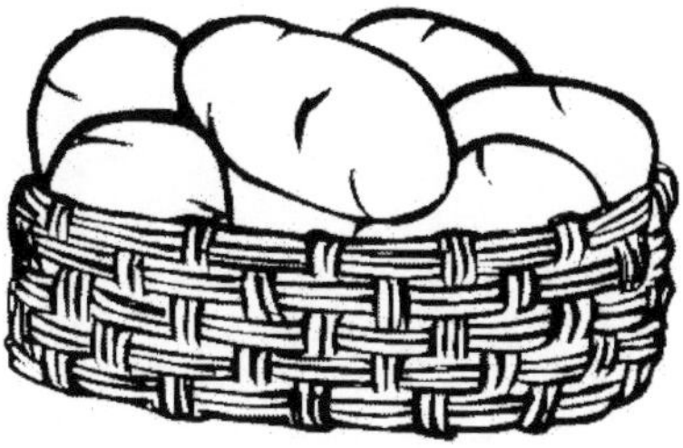

Zutaten:

- 500 g Kartoffeln nach Wahl
- Pfeffer
- Salz
- 400 g Champignons
- 1-2 Tl Majoran
- Optional: Ein bisschen Muskat
- 1 Zwiebel
- 1 El Butter
- 2 Stängel Petersilie
- 100 g Kräuter-Frischkäse

Zubereitung:

1. Die Kartoffeln sollten zuerst gut gewaschen und dann wie gewohnt für ca. 25 Minuten gekocht werden. Nachdem Du die Kartoffeln durch eine Kartoffelpresse gegeben hast, kommen sie erstmal in eine Schüssel. Die Pfanne wird dann mit ein bisschen

Butter erhitzt und die Zwiebeln anschließend für ein paar Minuten angebraten. Dann die Champigons in Scheiben schneiden und in die Pfanne dazu geben.

2. Nachdem die Zwiebeln und Champigons gut durch gendünstet wurden, gibst Du sie zu der Kartoffelmasse. Zum Würzen kannst Du zwischendurch Muskat, Salz, Pfeffer und ein bisschen Majoran nutzen.
3. Dann wird der Frischkäse darauf verteilt und der Auflauf wird für ca. 20 Minuten im Ofen bei 220 Grad gebacken.

Chili auf vegetarische Art

Portionen: 1
Schwierigkeit: Einfach
Vorbereitung: 10 Min.
Zubereitung: 50 Min.

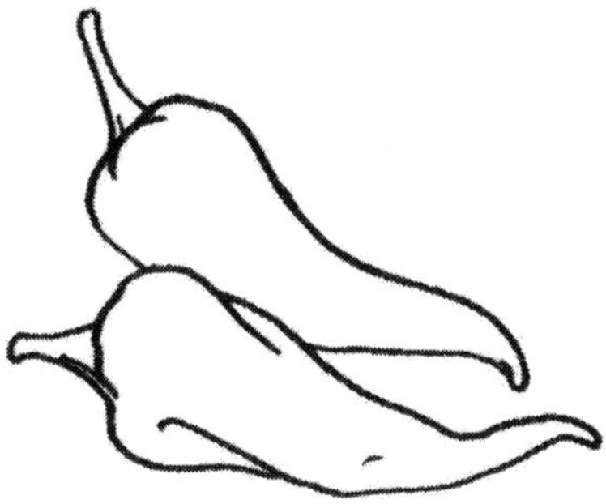

Zutaten:

- ½ Tasse gehackte Zwiebeln
- Pfeffer
- Salz
- 1 El Chilli-Pulver
- 1 Tl Olivenöl
- 1 große Knoblauchzehe
- 1 Tl Kreuzkümmel
- 1 kleine Zucchini
- 300 g Soja-Geschnetzeltes
- Ein paar frische Karotten-Scheiben
- 1 Tl Oregano
- 1 Dose Bohnen nach Wahl
- 500 g Tomaten aus der Dose

Zubereitung:

1. Knoblauch klein hacken und mit den gehackten Zwiebeln für ein paar Minuten in einer Pfanne dünsten. Dann nach Belieben mit Oregano, Chilipulver und Kreuzkümmel würzen. Zucchini waschen, in Scheiben schneiden und zusammen mit den Karottenscheiben mit in die Pfanne geben.
2. Das Soja gut durchwaschen und in einem Topf abtropfen lassen. Ein bisschen Öl in eine separate Schüssel geben und das Soja darin anbraten. Zwischendurch immer wieder würzen. In die andere Pfanne die Bohnen und die Tomaten dazugeben und für ca. 40 Minuten braten.

Veggie-Pizza nach Wahl

Portionen: 1
Schwierigkeit: Einfach
Vorbereitung: Keine
Zubereitung: 15-20 Min.

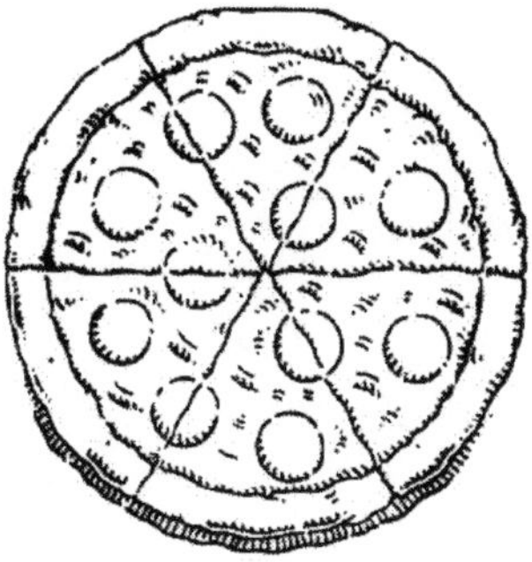

Zutaten:

- 1 Mozzarella-Käse
- Kräuter nach Wahl
- Pfeffer
- Salz
- Zucchiniwürfel
- Paprikawürfel
- 1 Pizzaboden
- Passierte Tomaten
- Mais

Zubereitung:

1. Den Teig gut ausbreiten und mit den passierten Tomaten bestreichen. Dann nach Belieben belegen. Den Mozzarella-Käse schneiden und damit die Pizza belegen.

2. Pizza nach Belieben mit Salz, Pfeffer und Kräutern würzen. Zum Schluss bei 220 Grad im Ofen für 10 bis maximal 15 Minuten backen.

Caro Sommer

Nudelsalat geht immer

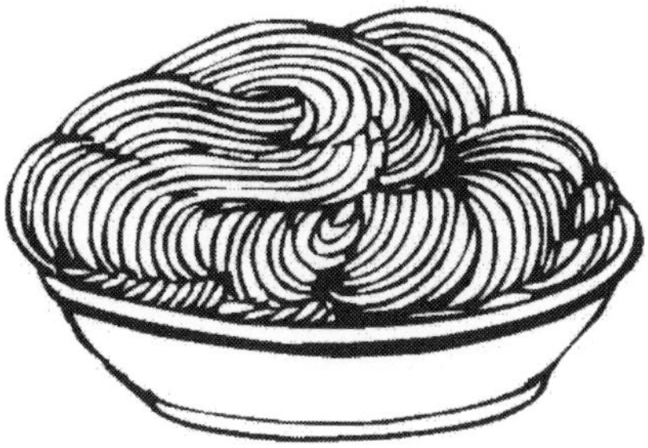

Portionen: 1
Schwierigkeit: Einfach
Vorbereitung: 5 Min
Zubereitung: 60 Min

Zutaten:

- 100 g Salami
- Pfeffer
- Salz
- 150 g Farfalle
- 100 g Sahnejoghurt
- 2 El Tomatenmark
- 80 g Salatdressing
- 100 g Erbsen nach Wahl
- 1 Paprikaschote nach Wahl
- 1 Bund Petersilie
- Optional: Paprikapulver

Zubereitung:

1. Die Nudeln ganz normal mit Wasser zubereiten. Dann abgießen und die Nudeln trocknen lassen. Paprikaschote und Salami in kleine Stücke schneiden. Mais abtropfen lassen.
2. Joghurt, Tomatenmark und Salatdressing in einer Schüssel miteinander vermischen. Zum Würzen Paprikapulver, Pfeffer und Salz nutzen. Petersilie waschen und klein hacken.
3. Alle Zutaten gemeinsam in eine Schüssel geben, das Dressing dazugeben und den Nudelsalat für mindestens 1 Stunde ziehen lassen.

Desserts

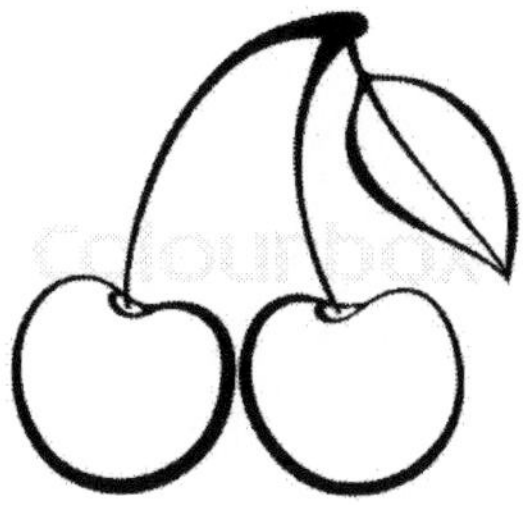

Vanille-Kirsch- Dessert

Portionen: 1
Schwierigkeit: Einfach
Vorbereitung: 5 Min.
Zubereitung: 10 Min + 2 Stunden Ziehzeit

Zutaten:

- Eine kleine Prise Zimt
- 120 ml Kirschsaft
- 60 ml Sahne
- Eine halbe Packung Vanillezucker
- Eine halbe Packung Vanille- Puddingpulver

Zubereitung:

1. Puddingpulver in einer Schüssel mit dem Kirschsaft, Zimt und Zucker vermischen. Den restlichen Kirschsaft kannst Du dann zum Aufkochen nutzen. Die Pudding-Mischung sollte gut abkühlen können. Danach kannst Du die Sahne steif schlagen und zu dem Pudding hinzufügen.

Wundertraum-Dessert

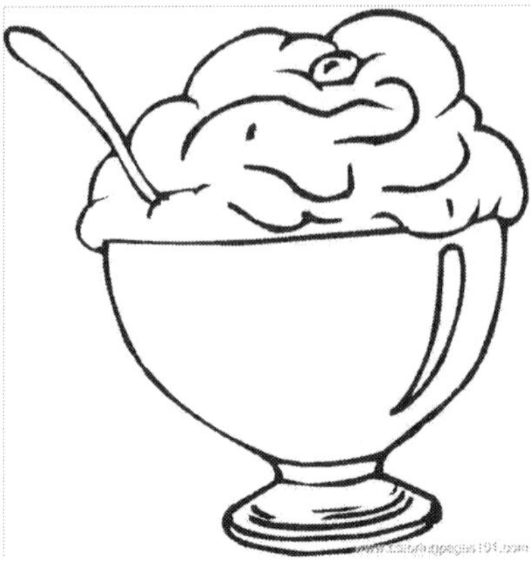

Portionen: 1
Schwierigkeit: Einfach
Vorbereitung: 5 Min
Zubereitung: 10 Min

Zutaten:

- 160 g Rote Grütze
- 80 g Magerquark
- Ein wenig Sahne
- 1 El Vanillezucker
- 1-2 El Schoko-Raspeln

Zubereitung:

1. Eine Schüssel zur Hand nehmen und die rote Grütze darin füllen. Dann den Vanillezucker mit der Sahne steif schlagen. Den Magerquark hinzufügen und alles miteinander vermengen.
2. Nun kannst Du die Quarkmischung auf der roten Grütze verteilen. Zum Schluss kommen noch die Schokoladenraspeln dazu.

Caro Sommer

Pfirsich-Dessert mit Erdbeeren

Portionen: 1
Schwierigkeit: Einfach
Vorbereitung: 5 Min.
Zubereitung: 20 Min.

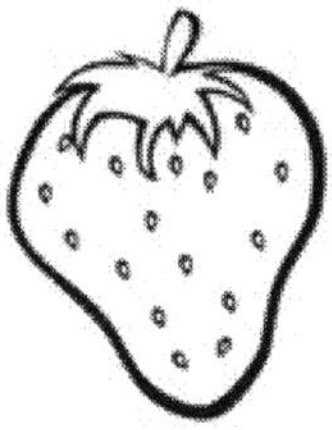

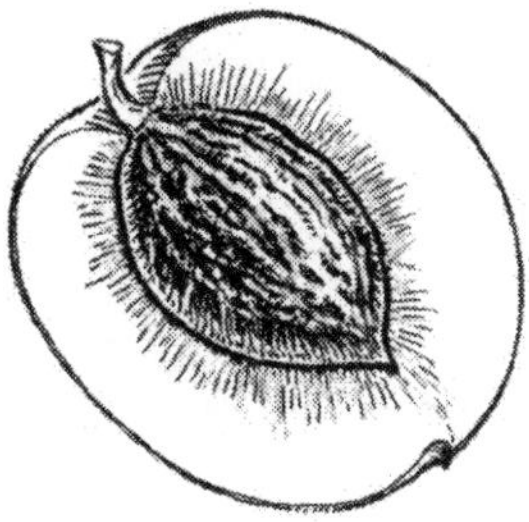

Zutaten:

- ¼ Dose Pfirsiche
- Erdbeeren nach Belieben
- ½ Packung Vanillezucker
- 100 g Joghurt nach Wahl
- Ein bisschen brauner Zucker
- Ein halber Becher Sahne

Zubereitung:

1. Zuerst die Pfirsiche und Erdbeeren in kleine Stücke schneiden und dann in eine Schüssel geben. Sahne steif schlagen und Vanillezucker hinzufügen. Joghurt dazu geben und die ganze Mischung dann auf den Früchten verteilen.
2. Ein bisschen braunen Zucker dazu geben. Die ganze Mischung für ein paar Stunden oder über Nacht im Kühlschrank ziehen lassen. Fertig ist dein leckeres Dessert für deine Liebsten!

Joghurt-Dessert mit Bananen

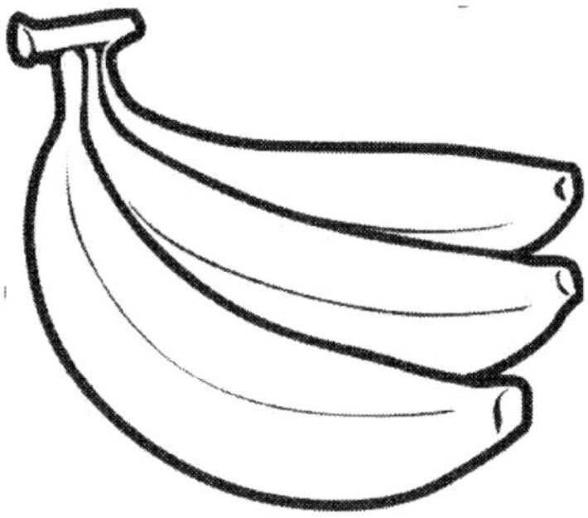

Portionen: 1
Schwierigkeit: Einfach
Vorbereitung: 5 Min.
Zubereitung: 10 Min.

Zutaten:

- 120 ml Joghurt nach Wahl
- 3 El Schokolikör
- Eine kleine Prise Zimt
- Eine halbe Banane

Zubereitung:

1. Die Banane schälen und mit Hilfe einer Gabel zu einer glatten Masse verarbeiten. Im nächsten Schritt mit Zimt und Joghurt vermischen.
2. Ein Dessertglas zur Hand nehmen und die Mischung hineinfüllen. Den Schokolikör hinzufügen. Den restlichen Joghurt darauf verteilen und mit Schokolikör abrunden. Das Dessert sollte für mindestens 10 Minuten im Kühlschrank ruhen können.

Caro Sommer

Butterkeks-Dessert mit Bananen

Portionen: 1
Schwierigkeit: Einfach
Vorbereitung: Keine
Zubereitung: 10- 15 Min.

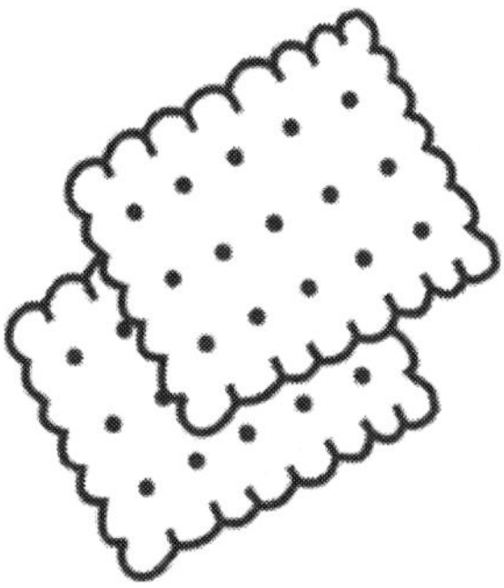

Zutaten:

- 70 g Butterkekse
- Nüsse nach Wahl
- Ein bisschen Milch nach Wahl
- 1 Banane
- Ein wenig Vanillesauce

Zubereitung:

1. Vanillesauce wie gewohnt zubereiten. Danach die Bananen in Scheiben schneiden. Einen Teller zur Hand nehmen, die Milch darauf verteilen und die Butterkekse darin eintauchen. Kekse auf einem anderen Teller auslegen.
2. Bananenscheiben auf den Keksen verteilen. Mit Vanillesoße über die Bananen gehen. Optional mit Nüssen verzieren. Dann über Nacht ruhen lassen.

Köstliches Apple Crumble

Portionen: 1
Schwierigkeit: Mittel
Vorbereitung: 5 Min
Zubereitung: 20 Min.

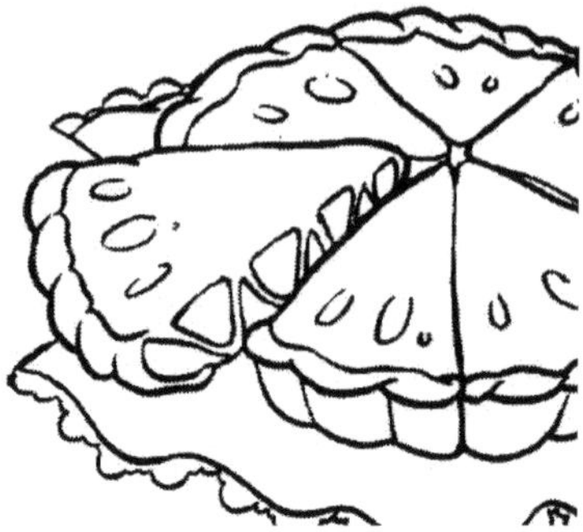

Zutaten:

- 4 Äpfel
- Ein bisschen Zimt
- 80 g Butter
- 130 g Mehl
- 80 g Zucker

Zubereitung:

1. Die Äpfel schälen und mit einem Küchenmesser in mundgerechte Stücke schneiden. Eine passende Form herausnehmen und die Apfelstücke darin verteilen.
2. Butter zerkleinern und in einer Schüssel mit Mehl, Zucker und Zimt vermischen. Die Mischung dann über die Apfelstücke verteilen. Im Backofen bei 220 Grad für 25 Minuten backen.

Caro Sommer

Super einfaches Papaya-Dessert

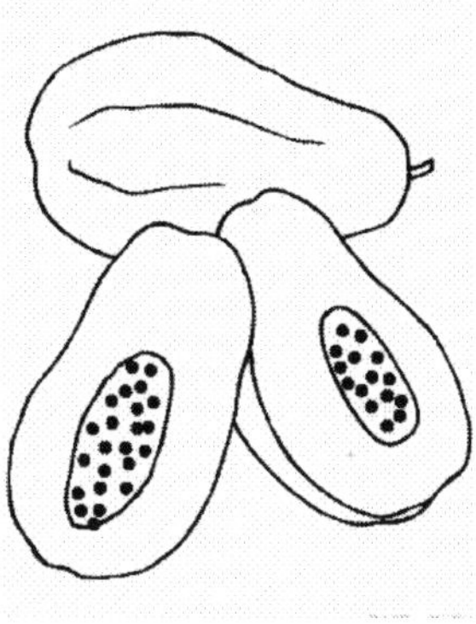

Portionen: 1
Schwierigkeit: Einfach
Vorbereitung: 5 Min
Zubereitung: 5 Min

Zutaten:

- 1 mittelgroße Papaya
- Etwas gemahlene Vanille
- 2 El Zucker
- 100 g Joghurt nach Wahl

Zubereitung:

1. Papaya schälen, entkernen und in kleine Stücke schneiden. In ein Gefäß füllen und im nächsten Schritt den Zucker mit der Vanille mit einem Mixstab pürieren. Joghurt hinzufügen und mit dem Mixstab noch mal gut vermengen. Die Mischung sollte im Kühlschrank für mindestens 25 Minuten ziehen können.
2. Das Dessert mit der Papaya servieren.

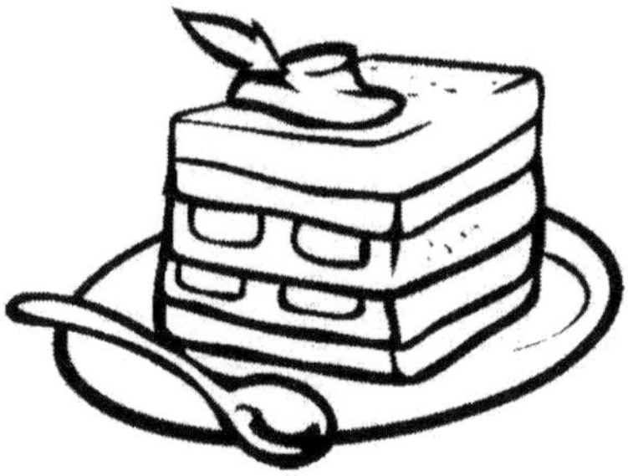

Alkoholfreies Tiramisu

Portionen: 1
Schwierigkeit: Mittel
Vorbereitung: 5 Min
Zubereitung: 20 Min (3 Stunden Ziehzeit)

Zutaten:

- 13 g Zucker
- 50 g Löffelbiskuits
- Eine kleine Prise Zimt
- 5 g Kakaopulver
- 50 ml Kaffee
- 50 g Frischkäse
- 20 g Quark
- 1 Ei

Zubereitung:

1. Das Ei trennen und das Eiweiß mit einem Schneebesen steif schlagen. Zucker mit dem Eigelb vermengen. Quark und den Frischkäse zum Eigelb geben und zu einer homogenen Masse verarbeiten.
.
2. Löffelbiskuits ganz kurz in den Kaffee eintauchen. Die Zuckerseite sollte am Ende nach oben aufzeigen. Die Creme gut verteilen. Das alkoholfreie Tiramisu über Nacht im Kühlschrank lagern.

Süßer Apfel-Salat

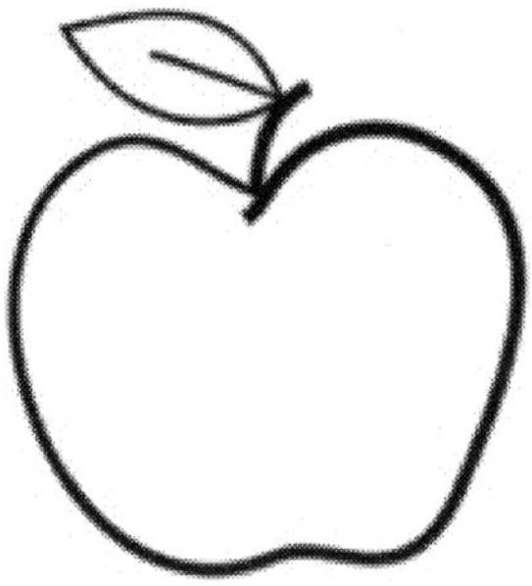

Portionen: 1
Schwierigkeit: Einfach
Vorbereitung: 5 Min.
Zubereitung: 15 Min.

Zutaten:

- 200 g Äpfel
- 100 g Joghurt nach Wahl
- 1 El Rosinen
- Nüsse nach Wahl
- Eine kleine Prise Zimt
- 1 El Zucker
- ¼ El Rum
- Ein paar Mandelblätter
- ¼ Zitrone
- 1 El Schlagsahne

Zubereitung:

1. Zuerst kümmern wir uns um die Soße für den Salat. Dafür in einer Schüssel Zucker, Zitronensaft, Sahne und Joghurt miteinander vermischen. Optional Rum dazu geben. Rosinen und Mandelblätter unterrühren. Äpfel schälen und grob raspeln. Dann in eine Schüssel geben und die Soße darauf verteilen.

Leckere Kinderwaffeln

Portionen: 1
Schwierigkeit: Einfach
Vorbereitung: 5 Min
Zubereitung: 25 Min.

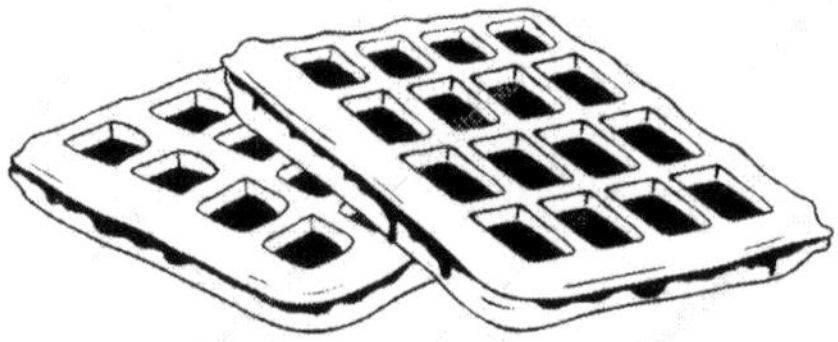

Zutaten:

- 125 ml Milch nach Wahl
- Eine kleine Prise Zimt
- Ein wenig Fett
- ¼ Packung Backpulver
- Eine Prise Salz
- 60 g Mehl
- 20 g Zucker
- 1 Ei

Zubereitung:

1. In einer Schüssel das Ei und den Zucker schaumig schlagen. Die restlichen Zutaten hinzufügen und zu einer homogenen Masse vermischen. Die Waffel auf einem Waffeleisen ausbacken.
2. Zum Schluss noch die Waffeln nach Belieben belegen. Früchte, Schokosoße und Zimt eignet sich dafür besonders gut.

Einfacher Apfelquark

Portionen: 1
Schwierigkeit: Einfach
Vorbereitung: 5 Min
Zubereitung: 10 Min.

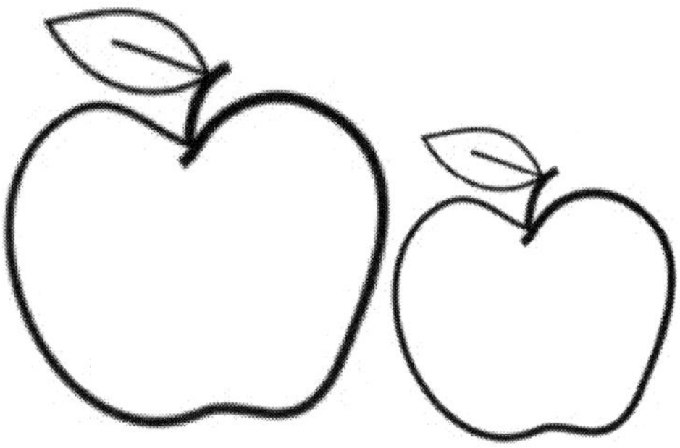

Zutaten:

- 125 g Sahne
- ⅛ Tasse Milch nach Wahl
- 1 El Zucker
- ¼ Packung Vanillezucker
- Eine kleine Prise Zimt
- 1 Apfel

Zubereitung:

1. Eine Schüssel zur Hand nehmen und Quark mit dem Vanillezucker, der Milch und dem Zucker vermischen.
2. Den Apfel schälen und in kleine Stücke schneiden. Dann in die Quarkmischung geben und mit einer kleinen Prise Zimt abrunden.

Vanille-Pudding

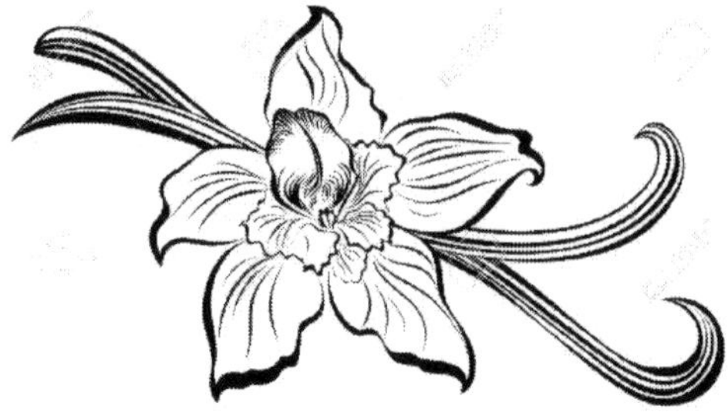

Portionen: 1
Schwierigkeit: Einfach
Vorbereitung: Keine
Zubereitung: 20 Min.

Zutaten:

- ⅛ Liter Milch nach Wahl
- ¼ Packung Puddingpulver (Vanille)
- 70 g Magerquark
- Ein kleine Prise Zucker

Zubereitung:

1. Wir kümmern uns schon direkt am Anfang um die Puddingmischung. Mit dem Vanillepuddingpulver, dem Zucker und der Milch den Pudding zubereiten. Dem Pudding solltest Du ausreichend Zeit zum Abkühlen geben.
2. Am Ende den Pudding noch mit Früchten und Schokoraspeln abrunden.

Caro Sommer

Fruchtiger Quarkdessert

Portionen: 1
Schwierigkeit: Einfach
Vorbereitung: Keine
Zubereitung: 10 Min (Ziehzeit 60 Minuten)

Zutaten:

- 1 El Zucker
- 50 g Schlagsahne
- Obst nach Wahl
- 100 g Magerquark

Zubereitung:

1. Den Zucker mit dem Quark vermischen. Sahne hinzufügen Im Kühlschrank ruhen lassen.
2. Nach ca. 1 Stunde die Früchte klein schneiden und dazugeben.

Fruchtiges Dessert auf cremige Art

Portionen: 1
Schwierigkeit: Einfach
Vorbereitung: 5 Min
Zubereitung: 10 Min

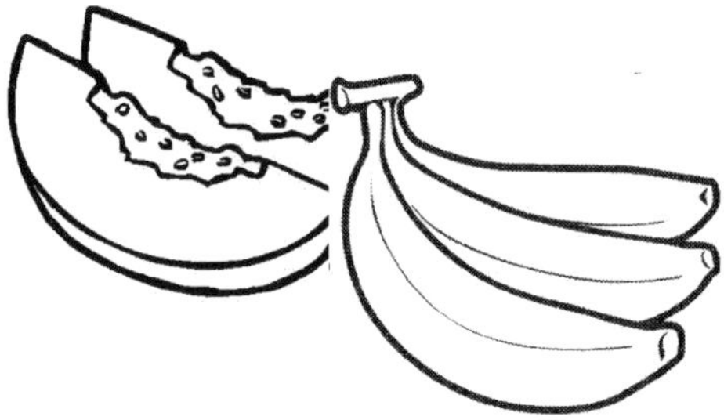

Zutaten:

- ½ Banane
- ¼ Cantaloupe Melone
- 100 ml Vanillepudding
- ½ El Konfitüre oder Gelee nach Wahl
- Ein bisschen Sahne

Zubereitung:

1. Die Marmelade in einer Schüssel mit der Sahne vermischen. Banane schälen und in kleine Scheiben schneiden. Fruchtfleisch der Melone entnehmen und ebenfalls klein hacken.
2. Das Obst in eine Schüssel geben und dann den Pudding übergießen.

Caro Sommer

Wundertraum in der Schüssel

Portionen: 1
Schwierigkeit: Mittel
Vorbereitung: 5 Min.
Zubereitung: 25 Min

Zutaten:

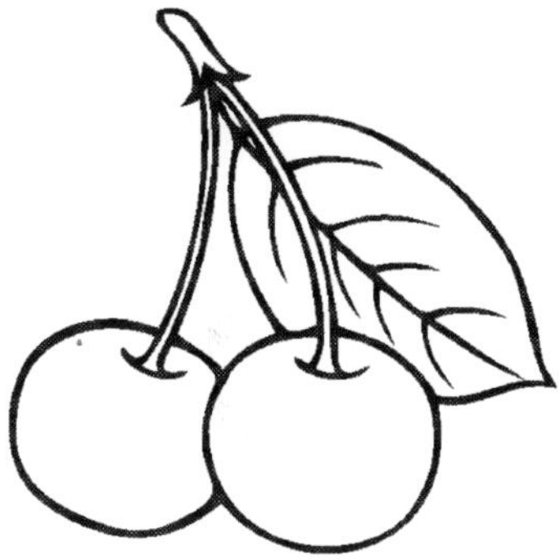

- Kekse nach Wahl
- Sauerkirschen nach Wahl
- Ein bisschen Sahne
- ⅓ Packung Vanillezucker
- ½ Becher Crème fraîche
- 9 g Puderzucker
- Ein bisschen geriebene Schokolade

Zubereitung:

1. Zuerst die Sahne in einer Schüssel aufschlagen. Creme fraiche und Vanillezucker hinzufügen. Solange rühren bis die Creme fraiche fest genug ist. Die Kirschen gut waschen und dann abtropfen lassen.
2. Kekse mit der Hand zerkleinern. Ein paar Kirschen kannst Du schon auf den Keksen verteilen. Die

Kirschen, Kekse und Creme nach Belieben schichten. Zum Schluss sollte die Creme alles abrunden.

3. Bestreuen und Verzieren kannst Du alles mit Schokoraspeln. Alles sollte für mindestens 4 Stunden in den Kühlschrank. Du kannst das Dessert auch abends zubereiten und dann über Nacht im Kühlschrank ruhen lassen.

Caro Sommer

Mal was anderes: Fruchtige Spiegeleier

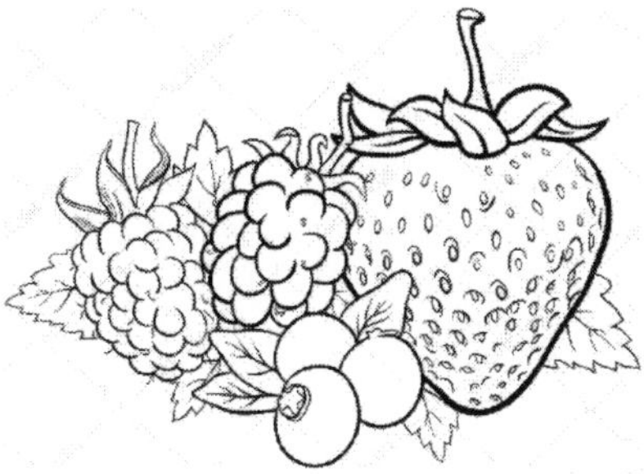

Portionen: 1

Schwierigkeit: Mittel

Vorbereitung: 5 Min.

Zubereitung: 25 Min

Zutaten:

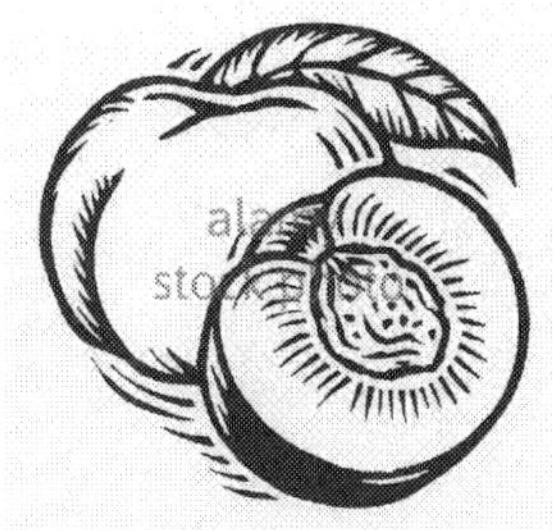

- 125 g Magerquark
- 1 Packung Vanillezucker
- ¼ Packung Sahnesteif
- ¼ Dose Aprikose
- 60 g Beeren nach Wahl
- Ein bisschen Zitronensäure
- 70 ml Sahne
- ¼ Packung Gelierzucker
- Optional: Pfeffer und Salz

Zubereitung:

1. In einer Schüssel Sahne, Vanillezucker, Quark, Zitronensäure und Sahnesteif zu einer gleichmäßigen Masse verarbeiten. ¼ auf einen Teller geben und glatt klopfen.
2. Die Aprikosen abtropfen und oben in die Creme drücken. Vorsichtig ein bisschen Salz und Pfeffer über die Spiegeleier streuen. Erdbeeren gut durchwaschen und mit dem Gelierzucker gemeinsam verarbeiten.
3. Das Dessert lässt sich besonders gut im

Kühlschrank aufbewahren.

Einfaches und einzigartige Beerenmousse

Portionen: 1
Schwierigkeit: Einfach
Vorbereitung: Keine
Zubereitung: 10 Min

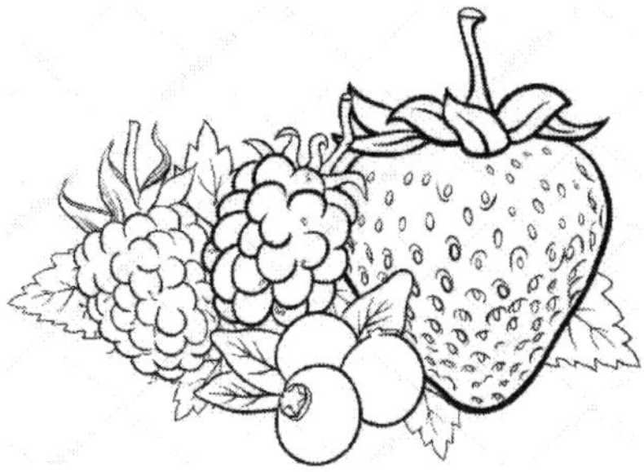

Zutaten:

- 50 g Beeren nach Wahl
- ½ Eiweiß
- 13 g Zucker
- 40 ml Milch nach Wahl
- 1 El Zitronensaft
- 130 g Magerquark

Zubereitung:

1. Beeren gut waschen und dann in einem Sieb abtropfen lassen. In einer Schüssel Milch, Zitronensaft und Zucker zu einer homogenen Masse verarbeiten. Zur Hilfe kann dir auch ein Stabmixer dienen.
2. Mit einem Mixer das Eiweiß steif schlagen und dann zu der restlichen Masse geben. Das Dessert für mindestens 30 Minuten im Kühlschrank ruhen lassen.

Fruchtige Puddingnudeln

Portionen: 1
Schwierigkeit: Einfach
Vorbereitung: 5 Min
Zubereitung: 15 Min

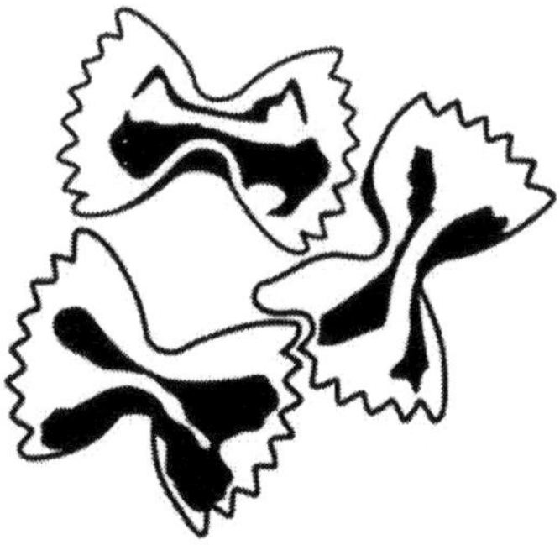

Zutaten:

- 200 g Farfalle
- Ein bisschen Speisestärke
- 200 ml Milch
- Ein halbes Glas Pflaumen
- ½ El Zucker
- ½ Packung Puddingpulver
- Eine Prise Salz

Zubereitung:

1. Die Nudeln ganz gewohnt im Wasser zubereiten. Mit ein bisschen Salz abschmecken.
2. In der Zwischenzeit den Pudding wie gewohnt zubereiten. Wenn es deine Kinder ein wenig flüssiger mögen, kannst Du ruhig auch ein bisschen mehr Milch nehmen.
3. Den Saft mit ein bisschen Stärke anrühren. Nudeln abgießen und mit dem Saft vermengen.

Schlusswort

Du hast es bis zum Schlusswort geschafft. Herzlichen Dank erstmal, dass Du das Rezeptbuch bis zum Ende mitgelesen hast. In diesem Buch hast Du nicht nur eine große Anzahl von verschiedenen Rezepten bekommen, sondern auch das richtige Know-How. Nun liegt es an dir dich auszuprobieren. Deinen Kindern kannst Du innerhalb von wenigen Minuten Speisen zubereiten ohne, dass es langweilig wird.

In diesem Kochbuch hast Du nicht nur eine große Auswahl an Hauptspeisen, sondern auch Desserts und Vorspeisen. Ausreichend vegane und vegetarische Rezepte finden sich auch in diesem Buch wieder. Deine Liebsten werden dir schnell erkenntlich machen welches ihr Lieblingsrezept ist. Dank der großen Auswahl an verschiedenen Rezepten kannst Du auch ganz bequem einen Essensplan für die ganze Woche aufstellen.

Mit diesem Essensplan sparst Du dir noch mal eine Menge Zeit ein und kannst deinen Liebsten dennoch Vielfalt garantieren. Vor allem mit den Desserts kannst Du deinen Liebsten jeden Tag ein Lächeln auf den Lippen zaubern. Die meisten Rezepte lassen sich auch ganz einfach in eine Lunchbox verpacken. Diese können deine Kinder dann einfach mit zur Schule nehmen. Mit diesen Worten will ich dieses Buch schließen und wünsche dir viel Spaß beim ausprobieren und zubereiten der verschiedenen Rezepte.

Impressum

1.Auflage

Kontakt: Sabri Altindag/ Reutersgasse 18/ 52080 Aachen

Coverfoto: depositphotos.com

Haftungsausschluss

Der Inhalt dieses E-Books wurde mit großer Sorgfalt geprüft und erstellt. Für die Vollständigkeit, Richtigkeit und Aktualität der Inhalt kann jedoch keine Garantie oder Gewähr übernommen werden. Der Inhalt dieses E-Books repräsentiert die persönliche Erfahrung und Meinung des Autors und dient nur dem Unterhaltungszweck. Der Inhalt sollte nicht mit medizinischer Hilfe verwechselt werden.

Es wird keine juristische Verantwortung oder Haftung für Schäden übernommen, die durch kontraproduktive Ausübung oder durch Fehler des Lesers entstehen. Es kann auch keine Garantie für Erfolge übernommen werden. Der Autor übernimmt daher keine Verantwortung für das Nicht-Erreichen der im Buch beschriebenen Ziele

Dieses Buch kann Links enthalten zu anderen Websiten. Auf den Inhalt dieser Webseiten haben wir keinen Einfluss. Deshalb kann auf diesen Inhalt auch keine Gewähr übernommen werden. Die verlinkten Seiten wurden zum Zeitpunkt der Verlinkung auf mögliche Rechtsverstöße geprüft. Für die Inhalte der verlinkten Seiten ist aber der jeweilige Anbieter oder Betreiber der Seiten verantwortlich. Rechtswidrige Inhalte konnten zum Zeitpunkt der Verlinkung nicht festgestellt werden.

30690773R00067

Printed in Poland
by Amazon Fulfillment
Poland Sp. z o.o., Wrocław